吃对了 少生病

姚怡◎主编

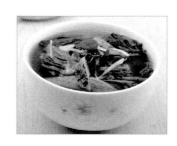

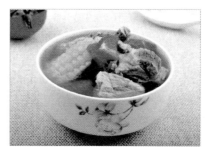

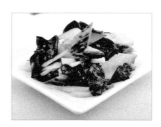

中国纺织出版社

图书在版编目（CIP）数据

吃对了少生病 / 姚怡主编．—北京：中国纺织出版社，2015.4（2024.5重印）

ISBN 978-7-5180-0741-7

Ⅰ．①吃… Ⅱ．①姚… Ⅲ．①食物疗法 Ⅳ．①R247.1

中国版本图书馆 CIP 数据核字（2015）第 004410 号

本书参编人员：宿 苓 韦杨丽 娄晓男 常 慧 曾 凯 佟 岩
曾祥胜 何凤兰 高 宁 孔 梦 郑锦红 袁 伟
秦 佳 郑晓玲 罗文杰 刘孙龙 曾宪平 徐文龙
杨红娟

责任编辑：马丽平　责任印制：王艳丽

中国纺织出版社出版发行

地址：北京市朝阳区百子湾东里 A407 号楼　邮政编码：100124

销售电话：010—67004422　传真：010—87155801

http://www.c-textilep.com

E-mail: faxing@c-textilep.com

中国纺织出版社天猫旗舰店

官方微博 http://weibo.com/2119887771

北京一鑫印务有限责任公司印刷　各地新华书店经销

2015 年 4 月第 1 版　2024 年 5 月第 3 次印刷

开本：710×1000　1/16　印张：14

字数：223 千字　定价：49.80 元

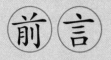

吃好吃对是学问，做好饮食加减法

每每说到饮食，很多人第一反应就是"民以食为天""人是铁，饭是钢，一顿不吃饿得慌"。饮食是保证生存的首要条件，人的生命活动需要不断地从食物中吸收补充营养物质才能得以维持，人没有饮食、没有营养，生命就无法延续。可见，吃有多么重要！

《黄帝内经》中说："五谷为养，五果为助，五畜为益，五菜为充。"不同的食物，营养功效各不相同，对身体的影响也各不一样。随着饮食健康观念的深入，越来越多的人开始关注膳食营养与健康的关系，学习利用食物的"四性""五味"进行膳食养生。例如：

春季万物复苏，吃一些香椿能升发阳气；炎炎苦夏，酷暑难当，适当吃西瓜、绿豆汤可以清热解暑；秋季天气干燥，喉痒难耐，多吃梨、百合、银耳能滋阴润燥、清咽利喉；冬季天寒地冻，喝羊肉汤可以暖身驱寒；受寒感冒了，喝一碗姜汤发汗，能促进疾病痊愈；血瘀痛经时喝一杯热气腾腾的生姜红糖茶，能缓解疼痛；水肿难消，多吃冬瓜、薏米、红豆利水消肿；内火旺盛，患有肠燥便秘、口腔溃疡者宜多吃西红柿、黄瓜、冬瓜、芹菜清热祛火、润肠通便；体质偏寒，容易四肢冰冷者适当吃桂圆、荔枝、红糖、羊肉、核桃能改善体质，等等。季节不同，体质不一样，患有不同的疾病，饮食养生的重点也都会有差异。

除此之外，不同食物之间的搭配也是一门学问。有的食材搭配在一起，相当于强强联手，有"一加一大于二"的效果，但是如果搭配不当，不仅影响到食物的口感，不能享受美味，还有可能相互妨碍，对身体产生不良影响，甚至影响人体健康。

食物之间的配伍关系，主要有以下几种：

㊀ 取长补短，营养更加全面。

豆腐（苯丙氨酸含量高，蛋氨酸含量低；富含钙质）＋鱼（蛋氨酸含量高，苯丙氨酸含量低；含有丰富的维生素 D）→氨基酸种类更加全面；维生素 D 可促进钙的吸收，能提高人体对钙的吸收率。

㊀ 合理搭配，功效加倍。

核桃仁（温补肺肾，通润血脉）＋韭菜（温补肾阳，润肠通便）→补肾、养血、强身效果更加。

㊁ 食物互相牵制，降低原有功效或引发不良反应。

西红柿（富含维生素 C，清热滋阴、润肠通便）＋黄瓜（含有维生素 C 分解酶，清热解毒、润肠通便）→黄瓜中含有维生素 C 分解酶，可分解西红柿中的维生素 C 而降低其营养价值。

食物中原来有这么多的门道，我们在日常饮食中要多了解哪些食材可以搭配食用，而哪些食材搭配属于禁忌，如此才可充分发挥食物的营养保健作用。

需要提醒读者的是，不同的人群组织器官的功能会有差异，对营养的需求也各不相同，例如少年儿童正处于生长发育的关键时期，需要保证营养全面；老年人消化功能较弱，饮食要松软、容易消化等。选择食物时，需要我们"具体情况具体分析"，因时、因地、因人制宜。

原来，吃很重要，吃好吃对更重要！做好饮食加减法，拥有健康身体并不难。

编者

2015 年 2 月

特别说明：有关食物搭配宜忌的知识，一部分来源于前人在对食物营养和食物安全的艰难探索过程中积累下来的经验；一部分来源于现代营养学的研究。食物搭配宜忌仅在特定情况下（如特定的体质、超大量食用、实验室等）适用。本书中提到的食物搭配宜忌的情况，旨在为读者提供饮食安全方面的参考。在日常饮食中，没有必要过度关注某种食物搭配所造成的营养损失和不良影响，而要根据《中国居民膳食指南》合理安排膳食，保证饮食多样化，以为身体提供更多的营养，同时享受美食给身心带来的愉悦感受。

目 录

吃对了少生病

管好菜篮子，你吃对了吗

·常见蔬菜·

白菜·······················2

西红柿·····················3

茄子·······················4

丝瓜·······················4

黄瓜·······················5

苦瓜·······················6

南瓜·······················7

冬瓜·······················8

白萝卜·····················9

胡萝卜····················10

洋葱·····················11

韭菜·····················11

油菜·····················12

菜花·····················12

菠菜·····················13

芹菜·····················14

生菜·····················15

空心菜····················16

竹笋·····················16

莲藕·····················17

土豆·····················18

山药·····················19

莴笋·····················20

豇豆·····················20

西葫芦····················21

·常见菌菇·

香菇·····················22

金针菇····················23

鸡腿菇····················24

平菇·····················24

口蘑·····················25

杏鲍菇····················25

·常见水果·

草莓·····················26

葡萄·····················27

香蕉·····················28

猕猴桃 …………………………………… 29
西瓜 ……………………………………… 30
木瓜 ……………………………………… 31
哈密瓜 …………………………………… 31
橙子 ……………………………………… 32
柠檬 ……………………………………… 33
椰子 ……………………………………… 34
李子 ……………………………………… 34
荔枝 ……………………………………… 35
桃 ………………………………………… 35
甘蔗 ……………………………………… 36
杨梅 ……………………………………… 36
枇杷 ……………………………………… 37
梨 ………………………………………… 37
樱桃 ……………………………………… 38
苹果 ……………………………………… 39
菠萝 ……………………………………… 40
桂圆 ……………………………………… 41
山楂 ……………………………………… 42

· 常见干果 ·

红枣 ……………………………………… 43
花生 ……………………………………… 44
莲子 ……………………………………… 45
核桃 ……………………………………… 46
栗子 ……………………………………… 47
松子 ……………………………………… 47
杏仁 ……………………………………… 48
腰果 ……………………………………… 48
开心果 …………………………………… 49
葵花子 …………………………………… 49

· 杂粮豆薯 ·

大米 ……………………………………… 50
糯米 ……………………………………… 51
黑米 ……………………………………… 51
糙米 ……………………………………… 52
小米 ……………………………………… 53
薏米 ……………………………………… 54
燕麦 ……………………………………… 55
大麦 ……………………………………… 56
小麦 ……………………………………… 56
玉米 ……………………………………… 57
黄豆 ……………………………………… 58
绿豆 ……………………………………… 59
黑豆 ……………………………………… 60
红豆 ……………………………………… 60
甘薯 ……………………………………… 61
黑芝麻 …………………………………… 61

· 常见禽畜肉蛋 ·

鸡肉 ……………………………………… 62
鸭肉 ……………………………………… 63
鹅肉 ……………………………………… 64
驴肉 ……………………………………… 64
牛肉 ……………………………………… 65
羊肉 ……………………………………… 66
猪肉 ……………………………………… 67
猪肝 ……………………………………… 68
猪血 ……………………………………… 68
鸡蛋 ……………………………………… 69
鸭蛋 ……………………………………… 70
鹌鹑蛋 …………………………………… 71

吃对了少生病

·常见水产·

鲫鱼······72
鲤鱼······73
鳝鱼······74
鲈鱼······75
墨鱼······76
银鱼······76
泥鳅······77
带鱼······78
鱿鱼······79
虾······80
螃蟹······81
蛤蜊······82
牡蛎······82
田螺······83
甲鱼······83
海带······84
紫菜······84

·常见调料·

葱······85
姜······86
蒜······87

香菜······88
辣椒······88
花椒······89
油······89
盐······90
味精······90
芥末······91
醋······91
酱油······92
白糖······92
红糖······93
蜂蜜······93

·常见饮品·

绿茶······94
红茶······94
白酒······95
啤酒······95
咖啡······96
牛奶······97
酸奶······98
豆浆······98

一日三餐该怎么吃

·谨遵"膳食宝塔"平衡膳食·

人体最需要的营养素······100
怎样才能维持膳食平衡······102
中国居民平衡膳食宝塔······104
一日三餐要合理······106

目录

选择合理的烹饪方式 ……………………………………… 107

三餐中的坏习惯，你有吗 ………………………………… 108

・早 餐・

聪明早餐宜忌，我们都要知道 …………………………… 109

健康早餐巧搭配 …………………………………………… 111

・中 餐・

不可不知的营养中餐宜忌 ………………………………… 113

营养中餐巧搭配 …………………………………………… 115

・晚 餐・

美味晚餐，你吃对了吗 …………………………………… 118

美味晚餐巧搭配 …………………………………………… 119

季节轮流转，你吃对了吗

・春 季・

立春乍暖还寒，平肝养阳强身体 ………………………… 122

雨水养脾胃，防感冒 ……………………………………… 123

惊蛰顺肝气，益脾气 ……………………………………… 124

春分平阴阳，解春困 ……………………………………… 126

清明涵肾水，防过敏 ……………………………………… 127

谷雨雨水生百谷，养阳护肝是关键 ……………………… 128

・夏 季・

立夏养心气，健肠胃 ……………………………………… 130

小满防湿热，强身体 ……………………………………… 131

芒种清热利湿，注重养心 ………………………………… 132

夏至护阳气，养脾气 ……………………………………… 133

小暑凝心提神，预防中暑 ………………………………… 134

大暑消暑清热，化湿健脾 ………………………………… 136

·秋 季·

立秋清热生津，增强体质 …………………………… 138
处暑养阴生津防秋燥 ………………………………… 139
白露养肺润肺，保气管 ……………………………… 140
秋分阴平阳秘，养护脾胃 …………………………… 141
寒露暖脾肺，强身体 ………………………………… 142
霜降补益肺气，抵御寒邪 …………………………… 143

·冬 季·

立冬敛阴气，护阳气 ………………………………… 144
小雪保护阳气，温养肺胃 …………………………… 145
大雪温阳散寒，养血补肾 …………………………… 146
冬至补阳益阴防燥邪 ………………………………… 147
小寒温补肾阳，增强体质 …………………………… 148
大寒固护脾胃，预防肝火 …………………………… 150

辨不同体质，你吃对了吗

平和体质，"中庸之道"是最佳选择 ………………… 152
气虚体质，饮食养生重在补养元气 ………………… 154
气郁体质，减轻压力、畅达情志很重要 …………… 156
阴虚体质，养阴降火、滋阴润燥 …………………… 158
阳虚体质，健脾补肾双管齐下 ……………………… 160
血瘀体质，活血化瘀刻不容缓 ……………………… 162
痰湿体质，通气血、祛湿痰、养脾胃 ……………… 164
湿热体质，清热祛湿是重点 ………………………… 166
过敏体质，注重提升免疫力 ………………………… 168

慢病种类多，你吃对了吗

糖尿病 …………………………………………………… 170
高血压 …………………………………………………… 172

高脂血症 ·································· 174

脂肪肝 ·································· 176

痛　风 ·································· 178

贫　血 ·································· 180

低血压 ·································· 182

慢性肾炎 ·································· 183

慢性肝炎 ·································· 184

慢性咽炎 ·································· 186

骨质疏松症 ·································· 188

一家老和小，你吃对了吗

老人，合理饮食是健康的基础 ·································· 190

少年儿童，合理膳食身体壮 ·································· 192

女性，吃得好美丽又健康 ·································· 194

男性，注重饮食精力充沛 ·································· 196

女性更年期，从吃调理安度特殊时期 ·································· 198

舌尖上的药膳，你吃对了吗

养心安神 ·································· 200

养肺抗霾 ·································· 202

养肝明目 ·································· 204

养肾固精 ·································· 205

健脾养胃 ·································· 206

益智健脑 ·································· 208

润肠通便 ·································· 210

减肥瘦身 ·································· 212

生发乌发 ·································· 214

吃对了少生病

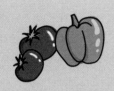

管好菜篮子，你吃对了吗

　　有的食物是天然的"安眠药"，可以帮你舒缓情绪、安神助眠，而有的食物则是"睡眠杀手"，不仅毁掉好睡眠，还损害身体健康；有的食物是理想的肠道益生菌，可以帮助肠胃蠕动，预防便秘，而有的食物则是"废品收购站"，将废弃物堆积在肠胃中，危害身体健康……

　　哪些食物该吃，哪些食物不该吃？食物在什么情况下吃对身体有益，怎么吃才健康？管好你的菜篮子，你才能吃出健康。

常见蔬菜

• 白菜 •

俗话说："鱼生火，肉生痰，白菜豆腐保平安。"白菜营养丰富，含有维生素C、维生素E、钾、膳食纤维等多种营养素，具有通利肠胃、除中烦、清肺热、解久咳等多种功效。

人群宜忌

大便干燥、便秘、小便不利、肺热咳嗽等人群宜多吃白菜，但脾胃虚寒、肠胃功能不佳者以及正患腹泻的人不宜多食。

烹调宜忌

宜 炒白菜时，适量放一些醋，能促进白菜中钙的析出，还能健脾开胃、增进食欲、促进消化。

忌 白菜水分含量高，剁碎后做馅儿显得水塌塌的，因此不少人喜欢将白菜烫后挤干水分再拌成馅儿。这样做不科学，会损失白菜中大量的维生素C，降低白菜的营养价值。

忌 腐烂及反复加热的白菜不宜食用，这些情况下，白菜中的硝酸盐易转变为有毒的亚硝酸盐。

忌 不少地方喜欢将白菜腌渍后食用，但未腌透的白菜很可能含有致癌物亚硝酸盐，因而不宜食用未腌透的大白菜。

搭配宜忌

宜 白菜宜与猪肉搭配，不仅营养丰富，还能滋阴润燥，对营养不良、大便干燥等具有改善作用。

宜 白菜与豆腐搭配，营养丰富，能消食通便、利尿清热，对大便干燥、肺热痰多等有改善作用。

宜 白菜与黑木耳搭配，丰富的膳食纤维和胶质能促进胃肠蠕动，起到润肠通便、预防胃肠疾病的作用。

• 西红柿 •

西红柿颜色娇艳、柔软多汁、营养丰富，在国外有"金苹果""爱情果"之美称。《陆川本草》中记载，西红柿能"生津止渴，健胃消食"，有"治口渴、食欲不振"的作用。

人群宜忌

适宜内火旺盛，有口腔溃疡、肠燥便秘者食用；胃寒、腹泻者不宜多食。

饮食宜忌

忌 忌食用未成熟的西红柿。未成熟的西红柿中含有大量的番茄碱，过食易发生中毒，出现恶心呕吐、全身乏力等症状，严重者可能危及生命。

忌 西红柿不宜长时间高温加热。因为其中的番茄红素遇光、热和氧气容易分解，失去保健作用。

忌 忌餐前吃西红柿。餐前吃西红柿容易使胃酸增多，食用者会产生胃灼热、腹痛等不适症状。

搭配宜忌

宜 西红柿与玉米搭配，维生素、膳食纤维含量丰富，能促进肠胃蠕动，预防和缓解便秘。

宜 西红柿搭配芹菜，具有清热解毒、健胃下气、平衡血压等功效。

忌 西红柿与螃蟹一起食用，易引起腹泻。

养生佳肴推荐

玉米西红柿排骨汤——想"瘦"者的日常佳肴

本汤能润肠排毒，非常适合想"瘦"的人日常食用。

材料：玉米1根，西红柿2个，排骨300克，葱、姜、盐、香油各适量。

做法：

1.排骨洗净，剁成段，冷水下锅，煮净血水；玉米洗净，切段；西红柿洗净，切大块；葱洗净，切段；姜洗净，切片。

2.锅加适量水，放入西红柿外的所有材料，大火煮沸后转小火炖1.5小时，然后加西红柿块续煮10分钟，加盐、香油调味即成。

·茄子·

茄子味美价廉，营养丰富，富含多种维生素、龙葵碱、类黄酮、镁、芦丁等营养素，具有清热凉血、消肿解毒等功效，对上火引起的口腔溃疡、便秘，以及高血压、高脂血症等有缓解作用。

人群宜忌

发热、高血压、动脉粥样硬化、阴虚火旺者宜食；脾胃虚寒、消化不良、常腹泻、便溏者不宜多食；需要做手术的人在手术前不宜食用茄子。

烹调宜忌

宜 烹调茄子，可先将茄子切好，然后放入微波炉中高温加热2分钟，去除茄子中的部分水分，以避免烹调时出水过多。

搭配宜忌

宜 茄子与土豆搭配，具有润肠通便、清热解毒等功效，非常适合肠燥便秘者食用。

忌 茄子与螃蟹不宜一起食用，否则易导致消化不良，伤害肠胃。

·丝瓜·

丝瓜因其老熟后瓜瓤即成丝状而得名。丝瓜的药用价值很高，全株都可入药。如丝瓜汁可使皮肤光滑、消除黑斑，有"美人水"之称，是美容的上好材料。

人群宜忌

身热烦渴、咳喘痰多、咽喉肿痛者宜多食；脾胃虚寒、大便溏稀者不宜食用丝瓜。

烹调宜忌

宜 烹制丝瓜时应尽量注意保持清淡，油宜少用，可勾薄芡，用味精或胡椒粉提味，这样才能保留丝瓜香嫩爽口的特点。

宜 烹制丝瓜时，最好将其去皮，还应放入沸水中汆烫一下再用冷水浸泡，以保证丝瓜青绿的色泽。

搭配宜忌

宜 丝瓜与鸡蛋搭配，营养丰富，具有滋阴润燥、养血通乳等功效，适合产后乳汁不畅者食用。

宜 丝瓜与鸭肉搭配，具有清热利水、除湿消肿的功效，适合水肿、小便不利者食用，也适合夏季暑湿严重时食用。

·黄瓜·

黄瓜脆嫩清香、味道鲜美，富含维生素 E、葫芦素 C、黄瓜酶、丙氨酸等营养素，具有消暑、美容、减肥等多种功效，是最受爱美人士青睐的蔬菜之一。

人群宜忌

一般人都可以吃黄瓜；黄瓜尤其适宜高血压、高脂血症、动脉粥样硬化患者及糖尿病患者、肥胖者食用；黄瓜性凉，脾胃虚弱、腹痛腹泻、肺寒咳嗽者不宜多吃。

烹调宜忌

宜 黄瓜表面易有残留的农药，宜用淡盐水浸泡几分钟，然后用清水冲洗后再食用。

宜 用黄瓜做凉拌菜时，宜加一些醋，酸酸的很是开胃，而且还具有清热止渴、祛火生津的功效。

宜 黄瓜口味清淡，有些人觉得没有味道，可以蘸大酱食用，别具一番风味。

宜 黄瓜尾部有些发苦，很多人吃黄瓜的时候习惯性把它扔掉，其实黄瓜尾部的苦味素有抗癌的作用，吃的时候宜保留。

搭配宜忌

宜 黄瓜与黑木耳搭配做凉拌菜，不仅能补虚养血、均衡营养，还具有润肠排毒、减肥瘦身的功效，对便秘、肥胖等具有改善作用。

宜 黄瓜与猪肉搭配，一荤一素，能清热解毒、滋阴润燥，对消渴烦热、阴虚干咳、便秘等具有改善作用。

宜 黄瓜搭配大蒜一起食用，具有清热、杀菌的功效，对风热感冒有缓解作用。

忌 黄瓜含有维生素 C 分解酶，因此不宜与西红柿、猕猴桃、白萝卜、菠菜、芹菜等富含维生素 C 的食物一起食用。

忌 服用板蓝根后 2 个小时内不宜吃黄瓜，因为板蓝根性寒，黄瓜性凉，一起食用容易引起腹泻。

·苦瓜·

苦瓜以苦味得名，但它的苦很特殊——与其他食物一起烹调，从不会把苦味传给别的食物，因此苦瓜被誉为"君子菜"。苦瓜具有清热祛火、滋阴润燥等功效，是漫漫苦夏必不可少的食疗佳品。

吃对了 少生病

人群宜忌

一般人都可以食用；尤其适合糖尿病、急性痢疾、癌症、中暑发热者食用；脾虚湿盛、阳虚体质、胸闷者及腹泻患者，不宜食用苦瓜。

烹调宜忌

宜 夏季天气炎热，可将苦瓜切块后入沸水中迅速汆烫，然后过凉，加调料拌匀后冰镇2个小时再食用。这样不仅能减低苦瓜的苦味，还能保证其营养价值，具有清热消暑的功效。

忌 炒苦瓜时，炒制的时间不要太长，火候也不要太大，以免使其中的营养素大量流失。

搭配宜忌

宜 苦瓜含有多种生物活性物质，青椒中维生素C的含量较丰富。两者搭配食用，营养全面，具有美容养颜、增强体质的作用。

宜 苦瓜配鸡蛋，黄绿相间甚是好看，而且含有丰富的蛋白质、维生素、钙、铁等多种营养素，能帮助人体补充营养、增强体质。

宜 苦瓜和茄子都是心血管疾病患者的保健食品，搭配食用，可互相促进营养物质的吸收，非常适合心血管疾病患者日常食用。

宜 苦瓜搭配猪肉，有荤有素，营养全面，具有清热、明目、健脾等多种保健功效。

宜 苦瓜与牛肉一起搭配炒菜，苦瓜的凉性能中和牛肉的温性，营养均衡全面。

忌 苦瓜含有较多的草酸，易与豆腐中的钙结合形成草酸钙，不仅会降低营养价值，还易患结石症。因此，苦瓜不宜与豆腐一起食用。

·南瓜·

南瓜营养丰富，富含淀粉、果胶、锌等多种营养素，不仅可以充饥，还具有保护胃黏膜、促进生长发育、润肠排毒等多种功效，这使得土味十足的南瓜得以登上大雅之堂，很受大家欢迎。

人群宜忌

一般人都可以食用；南瓜富含膳食纤维，食用后容易产生饱腹感，非常适宜肥胖者、糖尿病患者食用；南瓜性质温热，胃热炽盛者不宜多吃。

烹调宜忌

宜 如果南瓜表皮局部出现溃烂，或者切开后有酒精味，应该将这部分处理掉，然后烹调完好部分。

宜 南瓜皮营养丰富，在煮南瓜时，应该保留南瓜皮。

忌 有些地方喜欢将南瓜切碎后做馅儿，虽然清香不腻，但会损失大量水溶性维生素，降低营养价值，所以不宜用南瓜做馅儿。

搭配宜忌

宜 南瓜与燕麦、红枣一起搭配煮粥，具有益肝和胃、润肠通便、补血益气等保健功效。

宜 南瓜与绿豆一起炖汤、煮粥，能补中益气、润肠通便。

忌 南瓜、甘薯都属于容易胀气食物，如果两者搭配，且过量食用，容易引起肠胃气胀、反酸等不适。

养生佳肴推荐

燕麦南瓜粥——老年人的养生粥品

燕麦南瓜粥能润肠通便，而且营养丰富，非常适合老年人日常养生食用。

材料：燕麦、粳米各50克，南瓜块100克，葱花适量。

调料：盐适量。

做法：

1.南瓜洗净，切块；粳米淘洗干净，放入锅中，加入适量水，大火煮沸后转小火煮20分钟，然后放入南瓜块，小火煮20分钟。

2.放入燕麦，再煮15分钟，最后加盐、葱花拌匀即成。

• 冬瓜 •

冬瓜是日常餐桌上的常见菜品之一，热量低、水分含量高，且不含脂肪，具有利尿消肿、减肥排毒、清热止渴等保健功效，不仅是夏季预防和缓解暑湿的食疗佳品，还是非常受欢迎的减肥蔬菜。

人群宜忌

一般人都能食用，尤其适合水肿、便秘、糖尿病、高血压等患者食用；冬瓜性质偏寒，体质寒凉、痛经、腹泻者宜少吃。

烹调宜忌

宜 烹调冬瓜时宜少放盐，这样才能保持冬瓜原有的清甜味道。

宜 冬瓜皮营养丰富，利尿消肿的功效比肉更好，用冬瓜炖汤时宜带皮一起炖煮。

搭配宜忌

宜 冬瓜搭配鸭肉特别是老鸭一起煮汤，不仅具有利水消肿的功效，而且滋补保健的效果也不错，非常适宜夏季暑湿严重时食用。

宜 冬瓜排骨汤清淡不油腻，而且营养丰富，是病后体虚者的食疗佳品。对于想减肥又爱吃的人来说，冬瓜排骨汤荤素搭配，热量不太高，是解馋的佳肴。

宜 冬瓜具有清热排毒、利水消肿的功效，黑木耳富含胶质，是排毒的能手，两者搭配，排毒减肥效果不错。

宜 冬瓜搭配海带煮汤，味道清淡，而且营养丰富，含有维生素、碘、铁等多种营养素，具有较好的保健效果。

忌 关于冬瓜和红豆的搭配，说法不一：有的认为两者都能利水消肿，搭配食用消肿效果更佳；有的认为正因为两者的利水消肿功效，容易使尿量骤增，造成脱水。其实，食物的搭配宜忌不是绝对的，对于水肿严重的人来说，冬瓜搭配红豆，消肿效果明显；对于肾病患者来说，将冬瓜与红豆一起食用，容易使尿量增加，反而会增加肾脏的负担。因此，在选择食物进行搭配时，还要具体情况具体分析。

• 白萝卜 •

民间流传着一句谚语："冬吃萝卜夏吃姜，不劳医生开处方。"白萝卜皮薄、肉嫩、多汁，富含维生素、膳食纤维、芥子油等多种元素，具有消积、健脾、通便、生津等作用，药食两用都相宜。

人群宜忌

一般人都可以食用，尤其适合肥胖、消化不良、胃火炽盛、便秘、水肿者食用；白萝卜寒凉利肠，脾虚泄泻者应慎食或少食。

烹调宜忌

宜 白萝卜的烹调方式有很多，炒、煮、凉拌、作配料均可。生吃白萝卜，清甜中带有丝丝辛辣，十分鲜美爽口。另外，还可以将白萝卜腌制，做成泡菜、酱菜，味道也不错。

忌 白萝卜不宜去皮后食用，因为白萝卜皮含有丰富的钙。

搭配宜忌

宜 白萝卜搭配羊肉炖煮食用，味道鲜美，而且营养丰富，是冬令滋补的常用之品。

宜 白萝卜加粳米煮粥，粥成时加入适量香菜，能刺激脾胃运化，促进消化，民间常用来辅助治疗小儿食积。

养生佳肴推荐

白萝卜羊肉汤——滋补暖身，这个冬季不再冷

用白萝卜与羊肉一起炖汤，白萝卜能化解羊肉的腥膻味，还具有滋补暖身、健脾养胃等功效，是秋冬进补的佳品。

材料：羊肉500克，白萝卜1截，姜片、山楂各少许。

调料：盐、料酒各适量。

做法：

1.羊肉洗净，切块，冷水下锅，煮净血水，捞出冲净；白萝卜洗净，切块；山楂洗净。

2.将所有材料放入砂锅中，加入适量水、料酒，大火煮沸后转小火炖至羊肉熟烂，加盐调味即成。

• 胡萝卜 •

胡萝卜颜色靓丽、脆嫩多汁、芳香甘甜，不论生食，还是炒菜、炖汤、煮粥，都十分美味。现代研究发现，胡萝卜营养丰富，含有大量的抗癌物质，有"地下小人参"之称，对人体具有多种保健功效，是药食两用的佳蔬。

人群宜忌

一般人都可以食用，没有特别的禁忌。但过量食用胡萝卜，容易造成皮肤发黄，只要禁食一段时间就能缓解。

烹调宜忌

宜 胡萝卜中的胡萝卜素属于脂溶性维生素，只有溶解在油脂中才利于人体吸收，因此胡萝卜宜加油炒熟后再吃。

搭配宜忌

宜 胡萝卜与牛肉一起炒菜食用，具有补中益气、增强体质等功效。

宜 胡萝卜与黄瓜、猪肝等搭配炒菜或煮汤，具有补虚养血、清肝明目的功效，是保肝养血的佳肴。

忌 胡萝卜含有维生素 C 分解酶，因此不宜与白萝卜、猕猴桃等富含维生素 C 的蔬菜、水果搭配食用。

养生佳肴推荐

胡萝卜炒猪肝——清肝明目、补血养血

胡萝卜富含对视力有益的维生素 A，猪肝具有保肝养血的功效，一起搭配炒菜，既能养肝、保护视力，还能补血养血，真是"一箭三雕"。

材料：猪肝 400 克，胡萝卜 150 克，青蒜适量，鸡蛋（取蛋清）1 个。

调料：植物油、盐、淀粉、料酒、酱油各适量。

做法：

1. 鸡蛋取蛋清；猪肝洗净，切片，加淀粉、蛋清拌匀腌制片刻；胡萝卜洗净，切片；青蒜洗净，切段。

2. 锅中加少许植物油加热，下入猪肝滑炒至变色，捞出备用。

3. 锅中加植物油烧热，下胡萝卜片、青蒜段煸炒片刻，下入猪肝，倒入料酒、酱油炒匀，加盐调味即成。

吃对了 少生病

• 洋葱 •

洋葱集营养与保健于一身，不仅能清除体内自由基，预防和延缓衰老，其所含的前列腺素 A 还具有降低血压、提神醒脑、预防和缓解感冒等多种功效，是老少皆宜的保健食材。

人群宜忌

一般人都可以食用；洋葱对眼睛有刺激，眼病患者宜少吃洋葱。

烹调宜忌

（宜）洋葱中的大蒜素有很强的杀菌能力，能有效抵御流感病毒，在感冒流行季节适当生吃洋葱，能帮助预防感冒。

（宜）在炒菜尤其是炒肉菜时，放少许洋葱，能提升菜肴的香味，还能增进食欲。

搭配宜忌

（宜）洋葱含有抗氧化剂，具有抗衰老的功效，与补中益气的牛肉搭配同食，能滋补身体、增强体质。

（宜）猪肝与洋葱搭配食用，具有保肝养血的功效，对贫血、体虚者具有一定的改善作用。

• 韭菜 •

韭菜颜色碧绿、娇嫩鲜美，有"起阳草"的美誉，具有补肾壮阳的作用，常用于缓解和改善肝肾阴虚所致的盗汗、遗尿、阳痿、遗精、梦遗等症。

人群宜忌

一般人都宜食用，尤其是遗尿、阳痿、肝肾亏虚者宜多吃。

烹调宜忌

（宜）韭菜含硫化物，遇热易挥发，再加上韭菜加热过久就会变得软烂，因此如果煮韭菜，时间宜短，如果炒韭菜，宜大火快炒。

（忌）用韭菜做馅儿时，不宜切得太碎，顺时针或逆时针搅拌容易使韭菜过于软烂而影响口感，应上下搅拌。

搭配宜忌

（宜）韭菜与核桃搭配，可补肾阴、升阳气，缓解肾阴虚引起的腰膝酸软、阳痿早泄、失眠健忘等症。

（宜）韭菜与虾搭配，不仅能提供丰富的营养，还具有补肾壮阳、强壮骨骼的功效。

•油菜•

油菜外形翠绿喜人、清脆爽口，而且营养丰富，含有钙、铁、磷等矿物质和胡萝卜素、维生素C、维生素B₂、烟酸等营养素，具有清热、润肠等多种功效，是老少皆宜的优质蔬菜。

人群宜忌

一般人都适宜食用；油菜性凉，富含膳食纤维，尤其适合消化不良、习惯性便秘者食用。

烹调宜忌

宜 油菜宜用大火快炒，这样既可保持其鲜脆的口感，又可使其营养成分不被破坏。

搭配宜忌

宜 香菇加油菜的搭配十分经典，不仅家常、爽口、鲜香，而且富含膳食纤维、维生素E等营养素，具有调理肠道、抗衰老等多种作用。

宜 油菜与豆腐搭配食用，营养丰富，具有润肺、润肠、排毒等功效，是瘦身的理想菜肴选择。

•菜花•

菜花营养丰富，含有多种维生素、锌、铜等营养素，具有促进生长发育、增强免疫力等多种功效，被称为"天赐良药"。

人群宜忌

菜花是老少皆宜的佳蔬，尤其适合消化不良、食欲不振、大便秘结患者食用。

烹调宜忌

宜 在烹饪菜花之前宜将其放在淡盐水中浸泡10~15分钟，这样既能让菜花中的虫子跑出来，还有利于去除菜花表面的农药残留。

宜 将菜花用沸水汆烫片刻后过凉，能保持菜花的爽脆口感。

搭配宜忌

宜 在炒菜花时搭配适量西红柿，酸中带着一丝丝清甜，能极大地调动人的味蕾，让食欲不振"见鬼去吧"！

宜 虾仁、西蓝花（绿菜花）汆烫后一起炒菜，虾仁的红、白与菜花的绿相得益彰，而且营养丰富，具有补肾、补钙、增强体质等功效。

·菠菜·

菠菜有一个很好听的名字——"红嘴绿鹦哥"，红色的根，绿色的梗和叶子，这就是菠菜。不仅如此，菠菜营养丰富，是最健康的食材之一，一直是人们餐桌上的常客。

人群宜忌

菠菜是老少皆宜的佳蔬，尤其适合面色无华、身体虚弱的人食用；但菠菜性凉，含有草酸，肠胃不佳、患有结石症的人不宜多吃。

烹调宜忌

宜 烹饪菠菜前宜将其用沸水汆烫一下，以去除草酸与涩味。

宜 菠菜根营养丰富，宜保留并洗净食用。

忌 菠菜烹饪的时间不宜过长，以免破坏维生素C而减低营养价值。

搭配宜忌

宜 菠菜炒鸡蛋的搭配具有增强体质的功效，能改善贫血、体虚等症状。

宜 菠菜与猪肝一起煮汤或者炒菜，营养丰富，具有养肝明目、滋阴养血等多种功效。

宜 炒菠菜或煮菠菜汤时，加一点儿虾皮，具有滋阴补肾、润燥滑肠、养肝明目等功效。

忌 菠菜富含维生素C，黄瓜中含有维生素C分解酶，两者若同食，易使维生素C遭到破坏而降低营养价值。

养生佳肴推荐

猪肝菠菜汤——养肝补血、红润肌肤

菠菜与猪肝的搭配堪称经典，可养肝血、润颜色。

材料：猪肝300克，菠菜200克，香油、姜、葱、料酒、盐、干淀粉各适量。

做法：

1.猪肝洗净，切片，加料酒、干淀粉拌匀；菠菜洗净，切断；姜洗净，切片；葱洗净，切花。

2.锅置火上，加入适量水、姜片，煮至水沸，加入猪肝煮至将熟，加菠菜段煮熟，加盐、香油调味，撒葱花即成。

• 芹菜 •

芹菜富含胡萝卜素、B族维生素及钙、磷、铁等营养素，具有平肝清热、利湿消肿、润肠通便、降低血压等多种功效。经常吃芹菜，尤其吃芹菜叶，对保护肠道、预防和缓解高血压和动脉粥样硬化十分有益。

人群宜忌

一般人都可以食用，尤其适合肝阳上亢型高血压患者以及消化不良、上火、便秘者。

烹调宜忌

宜 芹菜宜先洗后切，因为芹菜中含有大量水溶性维生素，如果先切后洗，易导致维生素流失而降低营养价值。

忌 芹菜烹调的时间如果太久，不仅会导致维生素C等营养素流失，还会失去芹菜的脆嫩口感。

搭配宜忌

宜 芹菜搭配花生做凉拌菜，清脆爽口，不仅能消暑热，还能补充营养。

宜 炒芹菜的时候适量加一些西红柿，菜肴的营养更加均衡丰富，而且还具有健胃消食的功效，对消化不良、便秘等有缓解作用。

宜 芹菜搭配虾仁，能为人体提供丰富的维生素、钙等营养素，起到增强体质、加快脂肪燃烧的作用。

宜 芹菜与核桃仁搭配炒菜或做成凉拌菜，风味十分独特，而且还具有补气养血、养颜明目等功效。

宜 在炒芹菜时加一些猪肉或牛肉，荤素搭配，营养更加全面，是日常餐桌必不可少的菜肴之一。

宜 芹菜搭配百合一起食用，具有平肝清热、降压安神等功效，还对虚火上炎所致的心烦失眠等具有改善作用。

宜 芹菜与香干一起做成菜肴，香味独特，能调动人的味蕾，使人食欲大开。

• 生菜 •

生菜，顾名思义，就是可以生吃的菜。生菜脆嫩清香，食用方便，或凉拌，或蘸酱，或作为各种菜肴的垫菜，或与蒜蓉、耗油等同炒。生菜可谓"百搭"蔬菜，不同的搭配，它焕发着不一样的风采。

人群宜忌

一般人都可以食用，尤其适合胃热炽盛、肝阳上亢、水肿、便秘者食用；但生菜性凉而滑，患有腹泻的人要少吃为妙。

烹调宜忌

宜 生菜含有丰富的维生素C，为了避免维生素C的大量流失，烹调生菜的时间宜尽量短一些。

搭配宜忌

宜 耗油生菜是百吃不厌的经典家常菜之一，耗油的鲜甜与生菜的爽脆相得益彰，能增进食欲，使人胃口大开。

宜 做生菜的时候搭配大蒜做成蒜蓉生菜，不仅菜肴香气扑鼻，而且具有清热、解毒的功效，还能帮助提高人体免疫力。

宜 生菜含有丰富的维生素C，海带富含铁，而维生素C能促进人体对铁的吸收，因此生菜与海带的搭配也是绝妙。

养生佳肴推荐

生菜水果沙拉——想瘦者的"幸福时光"

生菜不仅能让你享受到味觉的"盛宴"，还能让你瘦下来。既能吃，又能瘦，这是多么幸福的时光呀！

材料：生菜1棵，苹果、猕猴桃各1个，红、黄甜椒各适量。

调料：酸奶、牛奶各适量。

做法：

1.将生菜洗净，切成段，放入冰水中泡一下；苹果洗净，切丁；猕猴桃去皮，切丁；红、黄甜椒洗净，切丁。

2.将酸奶、牛奶倒入碗中拌匀，即成酸奶酱汁。

3.将做法1中的材料混合，倒入酸奶酱汁拌匀即成。

• 空心菜 •

空心菜虽然梗是空心的，但它的营养价值却是实实在在的——含有叶绿素，常吃可健美皮肤、洁齿防龋，堪称美容养生佳品。

人群宜忌

一般人都可以食用；但体质虚弱、脾胃虚寒、大便溏泄者不宜多吃。

烹调宜忌

(宜) 空心菜宜大火快炒，这样能减少营养素的流失。

(忌) 炒熟的空心菜过夜后容易产生致癌物亚硝酸盐，因此不宜食用过夜的空心菜。

搭配宜忌

(宜) 炒空心菜时放一些蒜，不仅能增香提味，还能中和空心菜的凉性，使菜肴更加平和。

(宜) 在炒空心菜的时候加点儿肉，荤素搭配，营养更加全面。

(忌) 空心菜性质偏寒凉，不宜和海鲜类食物搭配着吃。

• 竹笋 •

竹笋是人们喜欢的佳肴之一，其中以春笋、冬笋味道最佳。自古以来，竹笋清脆鲜美，有"山珍"之称，同时又是素菜不可或缺的品种，有"素菜第一品"的美称。

人群宜忌

一般人皆宜，但患有消化道溃疡的人不宜多吃。

烹调宜忌

(宜) 靠近笋尖的部位宜顺切，靠近根的部位宜横切，这样烹饪起来，竹笋比较容易熟，而且更易入味。

(宜) 竹笋中含有草酸，因此烹饪竹笋前宜用开水汆烫，这样能让竹笋的味道更加鲜美。

搭配宜忌

(宜) 竹笋与猪肉搭配，能健脾和胃，有促进消化的作用。

(忌) 竹笋含有草酸，草酸容易与钙结合形成不溶于水的草酸钙，因此竹笋不宜与豆腐同食。虽然竹笋汆烫后能去除一部分草酸，但为了最大限度地保留食物的营养价值，还是尽量避免与豆腐同食。

• 莲藕 •

莲藕清脆爽口，淡淡的香气中带着淡淡的甜味，无论生吃还是炒、煮、炖，营养价值都很高，是老幼妇孺、体弱多病、消化不良者的滋补佳品。

人群宜忌

老少皆宜，尤其适合贫血、便秘、体质虚弱、高血压、糖尿病、肥胖等人群食用；脾胃寒凉、正患腹泻的人宜少吃。

烹调宜忌

忌 烹饪莲藕不宜用铁锅，以免莲藕被氧化而变黑，影响到菜肴的品相。

搭配宜忌

宜 莲藕搭配糯米做成桂花糯米藕，香甜可口，而且能补中益气、养血养颜。

宜 莲藕加排骨炖汤，营养丰富，富含蛋白质、铁、钙等多种营养素，具有滋阴养血、健脾养胃、美容养颜等功效。

宜 莲藕与百合一起炖汤或煮成甜品，能滋阴润肺、清心安神，对脏腑健康十分有益。

宜 莲藕搭配核桃一起入菜或者煮粥，具有补血的作用，非常适合缺铁性贫血患者。

宜 将莲藕与生姜一起榨成汁饮用，能缓解心烦口渴、呕吐、胸闷等症状。

养生佳肴推荐

凉拌莲藕——谁说减肥不能吃好

莲藕的粗纤维很容易让人产生饱腹感，从而达到减少食量、控制热量摄入的目的。同时，莲藕的脂肪含量少，不容易使人肥胖。原来，减肥也能吃得这么美味！

材料：莲藕 1 节，葱花适量。

调料：盐、醋、香油各适量。

做法：

莲藕洗净，去皮，放入沸水中余汤片刻，捞出过凉，然后加盐、醋、香油、葱花拌匀即成。

·土豆·

土豆的营养价值很高，其中所含的维生素C远远高于苹果，B族维生素含量是苹果的4倍，各种矿物质是苹果的几倍至几十倍不等，而且这些营养素容易被人体消化吸收，因此土豆在欧美享有"第二面包"的称号。

人群宜忌

一般人都可以食用，尤其适合高血压、便秘、痔疮等人群食用。但是，土豆含有大量淀粉，进入人体后容易影响到血糖的稳定，因此糖尿病患者不宜多吃。

烹调宜忌

宜 炖土豆时宜不时翻炒，因为土豆含有大量的淀粉，容易煳锅；炒土豆片、土豆丝之前，宜将土豆用清水浸泡片刻，这样能去除部分淀粉，让菜肴更加爽口。

忌 发芽或外皮发绿的土豆含有大量的龙葵素，容易引起食物中毒，因此不宜食用。

搭配宜忌

宜 土豆打成泥，煮熟后加牛奶拌匀食用，营养更加全面，而且也更容易被人体吸收，非常适合作为幼儿辅食。

宜 土豆跟鸡肉搭配，能为人体提供丰富的营养，具有改善虚弱体质、强健身体的功效。

宜 低热量、低蛋白质、富含维生素的土豆与粳米搭配煮粥，能提高氨基酸的利用率。

宜 炒土豆丝时添加一些胡萝卜丝、青椒丝，不仅能让菜肴品相更佳，而且营养更全面。

宜 土豆打成泥以后，与南瓜、西红柿一起煮成浓汤，甜润糯软，十分美味，而且具有促进消化、预防和缓解便秘的功效，非常适合消化功能不好的老年人食用。

忌 人食用土豆后，胃部容易产生大量的酸，如果这时吃柿子，在胃酸的作用下会产生难以消化的物质，引起腹胀。

• 山药 •

山药含有淀粉酶、多酚氧化酶等物质，对改善脾胃消化吸收功能有帮助，是一味平补脾胃的药食两用之品，对脾胃虚弱、食少体倦、泄泻等有辅助食疗作用，非常适宜脾阳不足或胃阴虚者食用。

人群宜忌

山药既能当主食，又能当蔬菜，是老少皆宜的食物，一般人都可以食用。

烹调宜忌

宜 给山药削皮的时候，宜戴上胶手套，因为皮肤接触山药黏液后容易过敏发痒；山药削皮后宜放入淡盐水中浸泡，这样能避免山药被氧化而变黑。

搭配宜忌

宜 山药具有补益脾胃的功效，与补中益气、温胃助阳的羊肉搭配炖汤，能帮助改善脾胃气虚、身体消瘦、食欲不振等不适，是秋冬进补的佳品。

宜 山药煮熟后打成泥，加蜂蜜拌匀，甜甜润润，而且能健脾益胃、润肠通便，非常适合消化不良的老年人食用。

宜 山药搭配核桃一起煮粥，具有温补脾肾、健脑益智等功效，非常适合体虚、肾虚者食用。

忌 山药不宜与香蕉搭配食用，以免引起脘腹胀痛。

养生佳肴推荐

山药糯米粥——温暖你的脾胃

山药搭配糯米煮粥，补而不滞，不热不燥，能补脾气而益胃阴，为补气佳品，对气虚体质或久病气虚者有改善作用。

材料：山药 50 克，糯米 100 克。

调料：蜂蜜适量。

做法：

1. 山药去皮，洗净，切片。

2. 糯米淘洗干净，放入锅中，加入适量水煮至半熟，然后加山药片继续煮至粥熟，晾温后加蜂蜜调味即成。

·莴笋·

中医认为，莴笋性凉，味甘、苦，具有利五脏、通经脉、清胃热、清热利尿的功效。经常喝莴笋汤，能清除胃热，缓解因胃热引起的口腔异味。

人群宜忌

一般人都可食用，尤其适合胃火炽热、实火便秘、口腔溃疡者食用；莴笋性凉，脾胃虚寒、正患腹泻者不宜食用。

烹调宜忌

宜 可以用莴笋搭配富含维生素 C 的水果一起榨汁饮用，或用莴笋做凉拌菜，清胃热效果也很好。

忌 烹饪莴笋时不宜放太多的盐，以免营养流失过多，口感也不够爽脆。

搭配宜忌

宜 莴笋搭配猪肉一起炒菜，富含蛋白质、维生素、膳食纤维等多种营养素，非常适合体质虚弱的人食用。

宜 莴笋搭配芹菜、柠檬榨汁饮用，具有预防和缓解便秘、口腔溃疡、口臭等多种功效。

·豇豆·

豇豆也叫豆角，有长豇豆和饭豇豆两种，营养很丰富，能为人体提供多种易于消化吸收的优质蛋白质、碳水化合物、维生素和微量元素，是老少皆宜的营养蔬菜。

人群宜忌

一般人都可以食用，没有特别禁忌。

烹调宜忌

宜 豇豆可以用来炒菜，还可以用来煮汤，也可以汆烫至熟透后凉拌。

忌 未煮熟的豇豆不宜食用，以免引起消化不良。

搭配宜忌

宜 豇豆搭配西红柿一起炒菜，口感酸甜，而且维生素含量很高，具有美容养颜、抗衰防老的功效。

宜 豇豆汆烫至熟后，加入适量麻酱拌匀，口感鲜甜，而且豇豆中的维生素能促进人体对麻酱中钙的吸收。

宜 用豇豆炒肉，营养更加全面，非常适合正在长身体的少年儿童食用。

• 西葫芦 •

西葫芦皮薄、肉厚、汁多，可荤可素、可菜可馅，是人们日常生活中最常吃的蔬菜之一。中医认为，西葫芦具有清热利尿、除烦止渴、润肺止咳、消肿散结等功效，对肺胃热盛引起的咳嗽、口疮及水肿等不适有缓解作用。

人群宜忌

老少皆宜的佳疏；但西葫芦性寒，脾胃虚寒、腹泻患者不宜多吃。

烹调宜忌

宜 炒西葫芦时宜大火快炒，且炒的时间要短，以免西葫芦出水而影响口感，也易造成水溶性维生素流失。

忌 切西葫芦的时候，不要切太薄，因为越薄炒菜时受热越快，越容易导致营养素的流失。

搭配宜忌

宜 西葫芦与富含蛋白质、卵磷脂和微量元素的鸡蛋搭配，营养更加丰富，非常合适老年人和儿童食用。

宜 炒西葫芦的时候加一些猪肉，营养更加全面，具有滋阴润燥、增强体质等功效。

养生佳肴推荐

鸡片煮西葫芦——"随心所欲"的美味

西葫芦不仅可以跟猪肉搭配，还能跟鸡肉搭配，味道也不错。

材料：鸡胸肉、西葫芦各300克，鸡蛋3个，枸杞子适量。

调料：盐、水淀粉各适量，鸡精、胡椒粉、香油各少许。

做法：

1.将鸡胸肉洗净，切成厚片；西葫芦洗净，去瓤切片；鸡蛋磕入碗内，打散备用。

2.将蛋液放入切好的鸡胸肉片搅匀，加入水淀粉上浆。

3.鸡肉片调入盐、鸡精加水煮开，下西葫芦煮熟，加胡椒粉、香油调味，最后放入枸杞子搅匀即成。

常见菌菇

• 香菇 •

香菇香气沁人，味道鲜美，是常吃的"山珍"之一。香菇营养丰富，富含优质蛋白质、香菇多糖、多种氨基酸和维生素等营养物质，具有益智、降血压、提高免疫力、延缓衰老等多种功效，是实至名归的"植物皇后"。

人群宜忌

老少皆宜，尤其适宜高血压、高脂血症、高胆固醇血症患者；脾胃寒湿气滞患者、尿酸过高者不宜多食。

烹调宜忌

宜 香菇泡发窍门：宜先将香菇洗净，然后放入温水中浸泡片刻，用手指朝着同一个方向搅动水，使香菇中的泥沙沉在盘底，将香菇捞出后再反复冲洗几遍。

搭配宜忌

宜 香菇油菜是一道很经典的家常菜，鲜香的香菇与碧绿的油菜一同入菜，能健脾养胃、利湿消肿、促进消化。

宜 香菇搭配滋阴润燥的猪肉炒菜或煮汤，具有提高身体免疫力的作用。

养生佳肴推荐

香菇油菜——做个水灵灵的美人

在气候干燥时适量吃香菇油菜，能给身体补水，让肌肤变得水灵灵的。

材料：香菇7朵，油菜6棵，植物油、蚝油、盐各适量。

做法：

1.干香菇泡发，洗净；油菜洗净，一切为二。油菜、香菇分别放入沸水中氽烫后捞出。

2.锅中加植物油烧热，放入香菇，再加耗油、盐，倒入少许水，大火翻炒，待香菇熟后盛入油菜盘中即成。

• 金针菇 •

金针菇被誉为"益智菇"，因为它含有较齐全的人体必需氨基酸，其中赖氨酸和精氨酸含量尤其丰富，且含锌量比较高，对智力发育，尤其是对儿童的身高和智力发育有良好的促进作用。除此之外，常吃金针菇，还可以增强免疫力、改善新陈代谢。

人群宜忌

一般人都可以食用，没有特别禁忌，尤其适合正处于智力发育关键期的少年儿童及容易健忘的人食用。

烹调宜忌

（宜）金针菇中含有秋水仙碱，因此金针菇一定要煮熟之后再吃。秋水仙碱易溶于水，在烹饪金针菇之前，先用冷水浸泡2个小时，然后再将金针菇煮软，能使秋水仙碱分解。

（宜）金针菇的烹调方法多种多样，可以炒、烧、熘、炖或汆烫至熟后凉拌等。

（忌）金针菇在培育催化的过程中，其根部很有可能带有培养基或沾有药品，所以吃金针菇时不宜吃根部，应将根部去掉。

搭配宜忌

（宜）将金针菇、豆腐一起煮汤，能为人体提供丰富的营养，还具有防癌的功效。

（宜）煮金针菇时加入富含蛋白质的鸡肉，能为人体补充全面的蛋白质，有利于促进智力发育，非常适合少年儿童食用，也适合更年期常健忘的女性食用。

（宜）将金针菇、豆芽入沸水中汆烫至熟后凉拌，味道清爽可口，还具有清热解毒、利尿除湿的功效，夏天适量食用能预防中暑。

（宜）金针菇与白萝卜搭配食用，具有清热生津、消食化滞、降脂降压、开胃健脾等多种功效。

（忌）金针菇和牛奶都是营养丰富的食物，但两者搭配却不利于营养的吸收，因此要避免同食。

（忌）金针菇不宜同驴肉同食。

• 鸡腿菇 •

鸡腿菇也叫鸡腿蘑，因形状似鸡腿而得名。鸡腿菇肉质细嫩、味道鲜美，而且富含蛋白质、维生素 B_1、钙、磷等多种营养物质，对食欲不振、腹泻不止有一定的缓解作用。

人群宜忌

鸡腿菇是一种老少皆宜的菌菇，尤其适合食欲不振、消化不良者。

烹调宜忌

宜 鸡腿菇含有大量的水分，拌炒成菜后极易渗出水分，可以用淀粉加水勾薄芡，让汤汁变得浓稠，这样能使其味道更加鲜美。

搭配宜忌

宜 鸡腿菇与莴笋一起搭配食用，不仅味道鲜美爽脆，而且具有清热解毒、促进消化、预防便秘等多种功效。

忌 鸡腿菇与酒同食容易引起过敏症状，因此烹饪鸡腿菇时不宜加酒，在吃鸡腿菇前后1个小时也不宜饮酒。

• 平菇 •

平菇是我们日常餐桌上最常见的食物之一，它鲜香美味、十分可口。不仅如此，平菇营养价值也很高，含有硒、多糖、多种维生素及矿物质，具有促进新陈代谢、增强体质、防癌抗癌、降低胆固醇等功效。

人群宜忌

一般人都可以食用，尤其适合体质虚弱者及更年期女性食用。

烹调宜忌

宜 平菇炒制时容易出水，因此宜大火快炒，在保证熟的同时要减少炒的时间。

忌 不宜将平菇汆烫后挤干水分再炒，这样不仅容易使口感不佳，比较柴，还会导致营养流失。

搭配宜忌

宜 平菇富含易被人体吸收的蛋白质、多种维生素，与猪肉搭配同食，具有补脾益气、润燥化痰及较强的滋补功效。

宜 在炒平菇的时候加一些大蒜，不仅能增香提味，还具有杀菌、降低血压等功效。

· 口蘑 ·

"口蘑之名满天下，不知缘何叫'口蘑'？原来产在张家口，口上蘑菇好且多。"口蘑味道鲜美，口感细腻软滑，十分适口，既可炒食，又可汆烫后凉拌，且形状规整好看，是人们最喜爱的蘑菇品种之一。

人群宜忌

一般人都适合食用，尤其适合肥胖、便秘、糖尿病、高血压者食用。

烹调宜忌

宜 宜食用新鲜口蘑。如果选择袋装的口蘑，要多漂洗几遍，将化学物质去掉后再烹调食用。

忌 口蘑本身带有鲜味，因此烹调口蘑时不宜加味精或鸡精，以免掩盖了口蘑原有的鲜味。

搭配宜忌

宜 口蘑与猪肉一起搭配食用，氨基酸种类更加全面，具有提高免疫力、增强体质的功效。

宜 西蓝花、口蘑汆烫至熟后过凉，加调料拌匀，口感爽脆，而且营养丰富，非常适合正处于身体发育阶段的青少年食用。

· 杏鲍菇 ·

杏鲍菇菌肉肥厚、质地脆嫩，被称为"平菇王""干贝菇"，具有淡淡的杏仁香味和鲍鱼一般的口感，具有降血脂、降胆固醇、促进胃肠消化、增强免疫力、预防心血管疾病等功效，深受人们的喜爱。

人群宜忌

一般人都可以食用，尤其适合高胆固醇血症、消化不良、体质虚弱者食用。

烹调宜忌

宜 杏鲍菇比较吸油，因此在炒杏鲍菇的时候，可以稍微多放一点儿油，味道更好。

宜 杏鲍菇容易出水，宜在出水后再加调料烹煮，这样好入味。如果出水之前调味，调料被稀释，起不到调味的作用。

搭配宜忌

宜 杏鲍菇与猪肉、鸡肉等肉类一起食用，营养丰富，具有增强体质、提高免疫力的作用。

宜 用杏鲍菇和豆苗一起煮汤，豆苗翠绿清脆，杏鲍菇增味衬色，色味俱佳。

管好菜篮子，你吃对了吗

25

常见水果

• 草莓 •

"水果皇后"草莓形如鸡心，红似玛瑙，果肉多汁，酸甜适口，芳香宜人，而且营养价值很高。《本草纲目》中记载："（草莓）补脾气，固元气，制伏亢阳，扶持衰土，壮精神，益气，宽痞，消痰，解酒毒，止酒后发渴，利头目，开心益志。"

人群宜忌

草莓是老少皆宜的水果，尤其适合咽喉肿痛、口腔溃疡、消化不良、便秘者。但是草莓性凉，脾胃虚寒、常感手足冰凉的人不宜多吃。

烹调宜忌

（宜）清洗草莓时，宜将草莓放入盆中，倒入适量清水，加入少许盐，不仅能让草莓上的泥沙自动沉入盆底，还能起到杀菌、祛除草莓表面农药残留的作用。

（忌）草莓清洗之前不宜去掉蒂，因为蒂去掉后，草莓在水中浸泡易使农药残留进入果实内部，造成更严重的污染。

食用宜忌

（宜）春季时，阳气生发，肝火往往比较旺盛，这时宜吃草莓，能起到祛肝火的功效。

（宜）草莓宜在饭后1小时吃，因为其含有大量果胶及纤维素，可促进胃肠蠕动、帮助消化、改善便秘，对预防痔疮、肠癌有帮助。

搭配宜忌

（宜）将草莓与酸奶或牛奶拌在一起做成沙拉，酸酸甜甜很是可口，而且所含的矿物质、维生素、果胶等对胃肠有调节作用。

（宜）草莓与猕猴桃、苹果、橙子等水果搭配榨汁或做成沙拉，营养十分丰富，而且具有美容养颜、润肠通便、排毒瘦身、抗衰防老等多种功效。

（宜）草莓与蜂蜜搭配，不仅能通肠道，还能润肌肤，非常适合女性朋友食用。

• 葡萄 •

葡萄皮薄而汁多，酸甜味美，营养丰富，有"晶明珠"之称。李时珍在《本草纲目》中记载，葡萄可"逐水利尿、益气补血、补脑安神、除烦明目、解渴"。秋季燥热耗气伤阴，每天吃一串葡萄或者饮用一杯葡萄汁，能滋阴润燥，补充水分，缓解秋燥现象。

人群宜忌

葡萄是老少皆宜的水果，特别适合贫血、低血糖、肺热咳嗽者食用。但是，葡萄中的糖分含量很高，糖尿病患者不宜多吃。

烹调宜忌

（宜）葡萄清洗窍门：将葡萄一粒粒摘下，放到盆里，然后往盆里加入水和2小勺面粉，缓缓搅动水，让面粉充分溶于水，待1分钟后轻轻搓洗葡萄，再用清水反复冲洗，葡萄就变得非常干净了。

（宜）葡萄可以当水果食用，也可以跟西红柿、苹果等蔬菜水果拌匀，做成沙拉，还可以加入适量冰糖做成葡萄酒。自制葡萄酒：将葡萄一粒粒摘下，洗净，晾干水分；在玻璃罐中放一层冰糖，然后码一层葡萄，再码一层冰糖，如此反复，最后密封，待冰糖完全融化，葡萄酒就发酵完成，可过滤饮用。

搭配宜忌

（宜）葡萄含有丰富的葡萄糖、维生素以及多种人体所需的氨基酸，与牛奶搭配，具有滋润肌肤的功效。

（宜）葡萄与蜂蜜搭配，具有滋阴润燥、清热解毒、润肺润喉的功效。

（宜）葡萄与生津止渴、清热利尿的芦笋搭配榨汁，具有利尿消肿的功效，能缓解水肿、小便不利等不适。

（忌）葡萄富含维生素C，不宜与海参、带鱼等海产品同食，以免影响营养素的消化和吸收，严重的还有可能导致腹痛、呕吐等不适。

·香蕉·

香蕉盛产于热带、亚热带地区，因它能解除忧郁而被称为"快乐水果"，又因其含有被称为"智慧之盐"的磷，也被称为"智慧果"。香蕉自古以来就是预防和缓解便秘的"良药"，除此之外，常吃香蕉还能保护胃黏膜、预防癌症。

人群宜忌

一般人都可以食用，尤其适合消化不良、口腔溃疡、心脏病者食用。香蕉含糖量较高，糖尿病患者不宜多吃。

烹调宜忌

宜 表皮有棕色小点的香蕉最香甜，但表示已经足够熟了，不耐储存，要尽快食用。

忌 香蕉如果吃不完，在常温下保存就可以了，忌放在冰箱中保存。因为冰箱内的温度较低，反而易使香蕉发黑腐烂。

食用宜忌

很多人都知道，香蕉有润肠通便的作用，排便不畅时吃香蕉，能促进排便。在这里提醒大家，每天吃1根熟透的香蕉或者经常吃，的确能起到润肠通便的效果，但生香蕉吃多了反而会加重便秘。因为没有熟透的香蕉含较多鞣酸，对消化道有收敛作用，会抑制胃肠液分泌并抑制胃肠蠕动。

搭配宜忌

宜 香蕉、蜂蜜都具有润肠通便的功效，两者搭配能预防和缓解便秘，保持机体代谢物排泄通畅，从而起到清热解毒的作用。

宜 香蕉与营养丰富的牛奶一起搭配食用，不仅能提高人体对维生素 B_{12} 的吸收率，还能滋阴润燥、润肠通便。

宜 香蕉、燕麦与大米一起搭配煮粥，具有缓解焦躁情绪、安稳心神的作用。

宜 香蕉与冰糖一起搭配食用，可祛火生津，对肺燥咳嗽及胃热阴虚导致的便秘有缓解作用。

• 猕猴桃 •

猕猴桃因其维生素 C 含量在水果中名列前茅而有"维生素 C 之王"的美誉。猕猴桃还含有可溶性膳食纤维和消化酶。经常食用猕猴桃，不仅能美容瘦身，还能使皮肤特别光滑细嫩、富有弹性，猕猴桃也因此有了"青春果"的美誉。

人群宜忌

猕猴桃酸甜可口、老少皆宜，尤其适合胃热炽盛、肺燥咳嗽、心脏功能不佳者食用。需要注意的是，猕猴桃性寒，脾胃虚寒及腹泻者不宜多吃。

搭配宜忌

宜 猕猴桃与酸奶搭配食用，可促进肠道内益生菌的生长，具有维护肠道健康、预防和缓解便秘的功效。

宜 猕猴桃能清热滋阴，与具有滋阴润燥、润泽肌肤作用的银耳搭配食用，能让皮肤更加滋润健美，还具有抗衰防老、防癌抗癌的功效。

宜 猕猴桃与香蕉、苹果等水果搭配做成水果沙拉，不仅营养丰富，能为人体提供维生素、膳食纤维等多种营养物质，还具有润肠通便、促进消化、美容养颜、瘦身排毒、抗衰防老等作用，非常适合女性食用。

忌 猕猴桃不宜与牛奶搭配食用，以免猕猴桃中的维生素 C 与牛奶中的蛋白质凝结成块，不但影响消化吸收，还会使人出现腹胀、腹痛、腹泻等不适症状。

忌 猕猴桃富含维生素 C，而黄瓜含有维生素 C 分解酶，两者若搭配食用，会破坏维生素 C，降低猕猴桃的营养价值。

忌 猕猴桃不宜与螃蟹同食。因为螃蟹中含有五价砷的化合物，若和含有丰富维生素 C 的猕猴桃一起食用，则五价砷易与维生素 C 相遇，使五价砷转化为三价砷，易引发中毒。

• 西瓜 •

西瓜堪称"瓜中之王"，其味道甘甜多汁、清爽解渴，能祛暑热、止渴、利尿，是盛夏佳果。西瓜可以说全身都是宝——果肉可以当水果食用，也可以榨汁或做成沙拉；西瓜皮可凉拌、腌渍、制蜜饯、果酱和饲料；种子含油量达50%，可榨油、炒食或作糕点配料。

人群宜忌

一般人都可以食用，尤其适合肝火上亢、胃热炽盛等导致的口疮溃疡、便秘、痔疮及中暑者。但是，西瓜含糖量较高，糖尿病者不宜多吃。

食用宜忌

宜 在感冒初期，病邪在表之际，吃西瓜就相当于服用清里热的药物，会引邪入里，使感冒加重或延长治愈的时间。不过，当感冒加重出现了高热、口渴、咽痛、尿黄赤等里热症时，吃些西瓜，有助于感冒的痊愈。

宜 西瓜吃完之后，西瓜皮不要扔掉。西瓜皮又叫西瓜翠衣，性寒，可清热解暑、除烦止渴。可以将西瓜皮洗净，去掉最外层的绿色皮，余下的切丝，入沸水中汆烫片刻，捞出过凉，然后加白糖、醋、香油拌匀，不仅爽脆可口，而且具有清热解毒、润肠通便的作用。

搭配宜忌

宜 西瓜含有大量的水分，同时也含有人体所必需的各种营养素，将西瓜榨汁后与绿茶一起制成茶饮，具有醒脑、提神的功效，非常适合上班族当下午茶饮用。

宜 西瓜搭配薄荷，能清热解暑、醒脑提神，非常适合在夏季食用。

忌 西瓜不宜与羊肉搭配食用，会降低羊肉的温补作用，而且还有可能损伤脾胃，导致脾胃功能失调。

· 木瓜 ·

木瓜果肉厚实，香气浓郁，甜美可口，而且营养丰富，含有番木瓜碱、多种维生素及人体必需的氨基酸，具有清心润肺、健胃益脾等多种功效，是抗病保健的佳果。

人群宜忌

一般人都可以食用，尤其适合消化不良、心脏病、高血压、糖尿病患者食用。

搭配宜忌

宜 木瓜与牛奶或酸奶搭配，具有瘦身排毒、保持胸部健美的功效，非常适合女性食用。

宜 将木瓜、银耳、红枣、冰糖放入锅中，加水炖成甜品，常喝能清咽润肺、补血养血、红润肌肤。

宜 木瓜含有大量的木瓜蛋白酶，对动物蛋白质有很强的水解能力，将木瓜与肉类同炖，不仅口感、滋味好，而且还能解油腻。

· 哈密瓜 ·

哈密瓜有"瓜中之王"的美称，不仅味甘如蜜、奇香袭人，而且营养丰富，含有大量的苹果酸、果胶、多种维生素以及钙、铁、磷等多种营养素，常吃能提高免疫力、抗衰防老。

人群宜忌

哈密瓜是老少皆宜的佳果，非常适合实火便秘、消化不良、皮肤粗糙者食用。但是，哈密瓜性凉，一次不宜吃得过多，以免引发腹泻；哈密瓜含糖量较高，糖尿病患者应慎吃。

搭配宜忌

宜 哈密瓜与芹菜都含有类胡萝卜素，可预防和缓解皮肤干燥与粗糙。

宜 哈密瓜与牛奶搭配，其所含的类胡萝卜素与牛奶中的脂肪结合，能预防癌症、心脏病以及老年性黄斑病变导致的失明等。

忌 哈密瓜与可乐中都含有磷，如果过量食用会导致体内的磷过多，从而使体内的钙被大量消耗，因而不宜同食。

·橙子·

橙子颜色鲜艳、酸甜可口，是深受人们喜爱的水果。它种类繁多，最受青睐的有脐橙、冰糖橙、血橙和美国新奇士橙。橙子含有丰富的维生素C、钙、磷、钾、柠檬酸、橙皮苷等物质，具有解油腻、消积食、止渴、醒酒、润肺、化痰等多种功效，因而被称为"疗疾佳果"。

人群宜忌

橙子营养极为丰富而全面，老幼皆宜，尤其适合消化不良、醉酒者食用。橙子含糖量较高，糖尿病患者不宜多吃。

食用宜忌

忌 橙子含有的柠檬酸可促进胃酸分泌，因此不宜空腹吃橙子，以免胃酸过多而刺激胃黏膜，引发胃部不适。

忌 橙子虽然味美，但不宜吃得过多，因为过多食用橙子会引起"中毒"，出现手、足乃至全身皮肤发黄，严重的还会出现恶心、呕吐、烦躁、精神不振等症状，即"胡萝卜素血症"。一般不需要治疗，停吃一段时间即可恢复正常。

搭配宜忌

宜 橙子榨汁后加适量盐搅匀，不仅风味独特，而且能帮助运动后的人补充体力、解渴提神。

宜 橙子搭配苹果、西红柿等蔬果做成水果沙拉，能为机体补充丰富的膳食纤维、维生素等多种营养素，具有润肠通便、滋润皮肤、延缓衰老等功效。

宜 橙子肉切块，加蜂蜜拌匀味道甜美，而且具有滋阴润燥的功效，非常适合在秋冬天气干燥时食用。

宜 橙子和奶油搭配，酸甜可口，具有开胃、助消化、滋润皮肤等多种功效，非常适合爱美的女性食用。

忌 橙子富含维生素C，不宜与虾一同食用，以免引发呕吐等不适。

吃对了 少生病

• 柠檬 •

柠檬的果实汁多肉脆，有浓郁香气，含有丰富的柠檬酸，被誉为"柠檬酸仓库"。柠檬还含有大量的维生素C，维生素C是强抗氧化剂，具有抵抗自由基、润泽肌肤、延缓肌肤衰老、增强血管弹性等作用，柠檬也因此有了"护肤皇后"的美誉。

人群宜忌

一般人都宜吃柠檬，尤其适合暑热口干烦渴、消化不良、维生素C缺乏、高血压者食用。但是，柠檬味道极酸，易伤津损齿，因此不宜多吃；牙痛、糖尿病、胃酸过多者也不宜多吃。

食用宜忌

宜 柠檬一般加工成饮料或食品，如柠檬汁、柠檬果酱、柠檬片、柠檬饼等，也可作为佐料用于烹调之中。

宜 可将柠檬鲜果洗净，切成薄片，去掉子，然后放入杯中，倒入凉开水，即成酸酸的柠檬汁。

搭配宜忌

宜 柠檬富有香气，能祛除肉类、水产的腥膻之气，并能使其肉质更加细嫩，还能促进胃中蛋白分解酶的分泌，增加胃肠蠕动，帮助消化。因此，在炖肉或者做海鲜的时候，不妨滴上几滴柠檬汁，不仅菜有更美味，还能促进消化，保护肠胃功能。

宜 柠檬含有丰富的维生素C及枸橼酸，若与富含铁、多种维生素的葡萄搭配，能增强免疫力、延缓衰老。

宜 橘子、柠檬富含维生素C和矿物质，胡萝卜中富含类胡萝卜素，鲜奶富含钙、脂肪、蛋白质等，四者搭配打成奶昔，具有滋润皮肤、延缓衰老的功效。

宜 蜂蜜搭配柠檬一起泡水喝，能清心润肺、消除暑热，非常适合天气干燥或暑热时饮用。

·椰子·

椰子是热带水果之宝，全身都可食用：椰汁藏于果腔中，清如水、甜如蜜，饮之甘甜可口；椰肉芳香滑脆，柔若奶油，可以直接食用，也可制作菜肴、蜜饯、椰丝、椰蓉食用。

人群宜忌

椰子是老少皆宜的美味佳果，但椰汁糖分高，糖尿病患者不宜吃；脾胃虚弱、腹痛腹泻者也不宜食用。

烹调宜忌

宜 椰子食用方法：把椰子的外层椰棕剥开，可看见上面有品字形的地方，然后用筷子或小刀在其中两个位置戳穿，将里面的汁倒出；再用锤子敲开，用小刀小心地将椰子肉剥下来，就可以吃到美味的椰子肉了。

搭配宜忌

宜 清甜美味的椰汁搭配牛奶做成饮料，风味独特，具有美容养颜、增强免疫力的功效。

·李子·

李子外形圆润，玲珑剔透，口感酸甜，具有开胃、促消化、降血压、化痰止咳、导泻等功效。它既可以当水果鲜食，还可以做成罐头、果脯，是老少皆宜的夏季水果。

人群宜忌

一般人都可以食用，但脾胃虚弱、腹泻的人不宜多吃。另外，李子食用过量伤脾，损害牙齿，因此一次不要吃得太多。

搭配宜忌

宜 李子含有钾，盐中含有钠，两者同食有助于维持人体内的酸碱值平衡。

宜 李子含有维生素 B_6 和叶酸，核桃、松子、腰果等坚果含铁，两者搭配食用，有助于叶酸的吸收，可预防贫血，促进儿童成长，刺激食欲。

宜 李子洗净，晾干水分，添加适量白糖腌渍，酸甜适口，具有开脾胃、促消化的作用。

· 荔枝 ·

荔枝味道鲜美甘甜，口感软嫩，营养丰富，有生津养血的功效，能改善失眠、健忘、神疲等症，是非常有益人体健康的水果，素有"岭南果王"和"果中珍品"的美誉。

人群宜忌

荔枝是老少皆宜的夏季佳果，尤其适合体质虚弱、贫血、面色苍白的人食用。但是，过量食用鲜荔枝会导致荔枝病，出现头晕、心慌、脸色苍白、饥饿感、出冷汗等不适，因此一次吃荔枝不宜过量；荔枝具有活血的作用，因此孕妇不宜食用。

搭配宜忌

宜 荔枝搭配桂圆、红枣、冰糖炖成甜品，香甜可口，而且具有活血养血、红润肌肤的功效。

忌 荔枝富含维生素C，而黄瓜含有维生素C分解酶，若两者同食，会影响机体对维生素C的吸收，影响营养价值。

· 桃 ·

自古以来，桃就是养人的佳果，桃肉富含蛋白质、膳食纤维、钙、磷、铁、胡萝卜素、维生素B_1及有机酸等多种营养物质，具有养血补血的功效，因此被誉为"天下第一果"。

人群宜忌

老少皆宜，尤其适合身体虚弱、贫血、高血压、水肿者食用。但是，桃子性热，且糖分含量高，有内热生疮、痈疖和面部痤疮者，以及糖尿病患者均不宜食用。

烹调宜忌

宜 桃虽然很美味，但是桃毛很令人头疼，因为很难去除干净。去桃毛有个小诀窍：吃前可以用盐直接搓桃子的表皮，然后再用水冲洗，就能较干净地去除桃毛了。

搭配宜忌

宜 桃与草莓、苹果等水果搭配做成水果沙拉，营养丰富全面，不仅能润肠通便，还能促进消化、润泽肌肤。

·甘蔗·

唐代诗人王维在《樱桃诗》中写道："饮食不须愁内热，大官还有蔗浆寒。"李时珍说："凡蔗榕浆饮固佳，又不若咀嚼之味永也。"甘蔗性寒，能清热解毒、滋阴润燥，且汁甜味美，咀嚼时又别有风味，因而受到人们的青睐。

人群宜忌

一般人均可食用，尤其适合胃热炽盛、肝火上亢者。但是甘蔗性寒，脾胃虚寒、胃腹冷痛者不宜食用。

搭配宜忌

宜 甘蔗与白萝卜一起榨汁，过滤后饮用，具有清热滋阴、润肺止咳的功效，对实火便秘、肺热咳嗽有缓解的作用。

宜 用甘蔗汁与牛肉制成的甘蔗牛肉丸，味道甜而不腻，又嫩又香，并含有丰富的蛋白质、脂肪、钙、磷、铁、烟酸及维生素E等多种营养素。

·杨梅·

杨梅酸甜可口，具有消食、除湿解暑、生津止咳、和胃消食、止泻利尿等效果，有"果中玛瑙"之美誉。盛夏时节，适量吃一些杨梅或用杨梅煮汤，酸酸甜甜的味道会让人远离暑热。

人群宜忌

杨梅酸甜可口，是开胃的佳果，老少皆宜。但杨梅不宜过量食用，以免损伤牙齿；胃酸过多、胃溃疡者不宜食用杨梅；儿童的胃黏膜薄弱娇嫩，而杨梅含酸较多，如果长期大量食用，会损伤胃黏膜，所以一定要控制食用量。

搭配宜忌

宜 杨梅、薄荷都是清热解暑的佳品，用来煮汤并冰镇后饮用，清凉甘甜、解渴解暑。

忌 杨梅、李子都含有大量的酸性物质，搭配食用，如果吃得过多，容易伤害胃黏膜。

· 枇杷 ·

枇杷是南方初夏的水果，甘甜多汁、美味可口，具有生津止渴、清热润肺等功效，对内火炽盛引致的不适具有缓解作用。枇杷叶是润肺的佳品，常用于止咳方剂之中。

人群宜忌

枇杷果肉软而多汁，酸甜适口，一般人均可食用。但是，枇杷新叶有微毒，虽然对身体的伤害不大，还是要避免自行用枇杷新叶炖汤、泡茶饮用。

搭配宜忌

宜 枇杷和莲藕都具有清热润肺、养阴生津的功效，两者搭配炖汤，不仅能预防肺燥，还能预防肠燥，尤其适合消化功能不好的老年人。

宜 枇杷搭配莲子、红枣炖成甜品，不仅风味甜美，还具有滋阴养血、养心安神的功效。

宜 枇杷、银耳都具有养阴生津的功效，搭配食用，能缓解因心阴不足导致的烦躁不安、失眠多梦、健忘等症状。

· 梨 ·

梨被称为"百果之宗"，因其鲜嫩多汁，酸甜适口，所以又有"天然矿泉水"之称。梨具有养阴生津、润肺止咳、润肠排毒、减轻疲劳等功效，对嘴唇干裂、咽干声嘶、肌肤干燥、实火便秘、肺燥咳嗽等有缓解作用。

人群宜忌

一般人均宜食用，但梨性凉，脾胃虚寒的人不宜多吃。

搭配宜忌

宜 冰糖雪梨是中医里最常用的润肺止咳方剂之一，将梨洗净后加冰糖、水炖汤，非常适合肺热引起的咳嗽。

宜 莲藕、梨搭配食用，对胃热炽盛引起的口舌生疮、牙龈肿痛、口干口渴、口腔异味、大便燥结等有改善作用。

宜 梨搭配"神仙果"罗汉果炖汤，具有清热润肺、止咳利咽、润喉消炎等效果。

• 樱桃 •

樱桃颜色鲜红，玲珑剔透，味美形娇，而且营养丰富，不仅富含维生素C，而且含铁量特别高，是山楂的 13 倍、苹果的 20 倍，适量常吃具有调中益气、健脾和胃、养颜驻容等功效，对食欲不振、消化不良、面色苍白、皮肤粗糙等有改善作用，因而有"含桃""百果第一枝"的美誉。

人群宜忌

一般人皆宜食用，尤其适合体质虚弱、贫血者食用。但是，樱桃性质温热，胃热炽盛、肝火上亢者不宜多吃。

烹调宜忌

宜 樱桃适宜泡酒。将樱桃洗净，晾干水分，然后与白酒、蜂蜜、白糖等一起密封浸泡 1 个月即成樱桃酒。

宜 樱桃买回来之后最好吃完，如果吃不完，要放入冰箱冷藏室保存，同时要洒少许水，以防止发霉。

搭配宜忌

宜 玫瑰花有很好的行气解郁作用，搭配樱桃一起煮粥或炖汤，具有活血化瘀的功效，对月经不调、痛经有缓解作用。

宜 樱桃与银耳一起炖汤，具有健脾和胃、滋阴养颜、补气养血的功效，非常适宜女性朋友食用。

宜 樱桃与桂圆、枸杞子一起煮粥，具有活血养血、养肝明目的功效。

忌 樱桃富含维生素C，而黄瓜含有维生素C分解酶，因此两者不宜食用，以免降低营养价值。

养生佳肴推荐

樱桃醋——美容护肤效果好

樱桃醋能补血养颜，令人面色红润，富有光泽，对消除色斑及色素沉着也有帮助。

材料：樱桃 500 克，冰糖 150 克，米醋 500 毫升。

做法：樱桃洗净，晾干。取一个消好毒的瓶子，放一层樱桃，加一层冰糖，装到七分满，倒入米醋，没过樱桃。密封好后放到阴凉处，1 个月即成。

• 苹果 •

苹果酸甜可口，营养丰富，是日常生活中最常吃的水果之一，它的营养价值和医疗价值都很高，被称为"大夫第一药"。中医认为，苹果具有润肺、生津、止渴、除烦等功效。研究发现，苹果中的果胶和鞣酸有收敛作用，可将肠道内积聚的毒素和废物排出体外。每天食用1个新鲜苹果或者喝1杯苹果汁，对身体十分有益。

人群宜忌

一般人皆宜食用。苹果含有苹果酸，胃酸过多者不宜多吃。

食用宜忌

苹果中富含果胶，而果胶是个"两面派"，未经加热的果胶具有软化大便、缓解便秘的作用，而加热成熟的果胶摇身一变，成了"止泻专家"，具有收敛的作用。另外，苹果中的其他营养成分也各有千秋，例如膳食纤维可促进肠胃蠕动，预防和缓解便秘；鞣酸是肠道收敛剂，能减少肠道分泌而使大便内水分减少，从而起到止泻作用。因此，当把吃苹果用于食补时，宜根据具体情况具体选择食用的方式。

搭配宜忌

宜 将苹果、胡萝卜洗净，榨汁饮用，能清润排毒，缓解便秘、口腔溃疡等症状。

宜 将苹果切丁后与虾仁一同炒制，不仅清脆爽口，还能补肾壮阳、滋补强身。

宜 将苹果切丁后与糙米一起煮粥，经常食用，可促进肠道有益菌增殖，加速肠道蠕动，软化粪便，起到预防便秘、养护肠胃的作用。

· 菠萝 ·

菠萝果形美观、汁多味甜，具有生津和胃、解暑益气的功效，非常适合在夏季防暑解暑时食用。菠萝的吃法有很多，可以当水果直接食用，也可以榨汁，还可以做成水果沙拉，或者是搭配其他食物炒菜、炖汤等。

人群宜忌

一般人均宜食用。菠萝含有蛋白酶，对蛋白酶过敏的人不宜食用。

食用宜忌

宜 菠萝的正确吃法：将菠萝削掉外皮，切成块，然后放入淡盐水中浸泡片刻，再用清水冲洗干净，即可食用。

忌 如果菠萝色泽已经由黄转褐，果身变软，一捏就流汁，说明果实已经变质，不宜再食用。

搭配宜忌

宜 菠萝与冰糖一起搭配榨汁或煮汤，具有促进消化、生津止渴、醒酒开胃等功效。

宜 将菠萝切丁，与米饭一起炒制，不仅让米饭变得更加鲜香，还具有开胃、助消化等功效。

宜 将菠萝削皮、切块后，浇上蜂蜜，味道甜蜜，而且有调理脾胃、促进消化的功效，对便秘有改善作用。

宜 煮鱼肉的时候适当加些菠萝肉或菠萝汁，适量食用对气血虚弱、胃弱食少、脾虚腹泻等有缓解作用。

宜 菠萝有清热解暑、生津止渴、通利小便等功效，而雪梨可滋阴润肺、清热化痰，两者搭配，能消水肿、止咳化痰、预防中暑。

· 桂圆 ·

桂圆有一个常见的名字叫龙眼，因其种子圆墨光泽，种脐突起呈白色，看似传说中"龙"的眼睛，所以得名。桂圆肉质极嫩，汁多甜蜜，美味可口，而且营养价值极高，具有益气补脾、养血安神、润肤美容等功效。

人群宜忌

一般人都可以食用。但是，桂圆性质温热，口舌生疮、便秘者及孕妇不宜多吃；桂圆糖分含量较高，因此糖尿病患者不宜食用。桂圆辛温助热，对年纪较小的宝宝来说，他们的脏腑功能比较薄弱，吃多了桂圆，很容易集聚内火，引发疾病。所以不宜给家中的宝宝过多吃桂圆。

搭配宜忌

(宜) 桂圆、红糖是女性产后重要的调补食品，具有补血养血、养心安神、调中补虚的功效，经常搭配食用，有助于体力恢复，也有益于调理气血、美容养颜。

(宜) 桂圆具有开胃益脾、补心长智、安神养血的功效，搭配健脾养胃的小米煮粥，可有效改善心脾两虚所导致的失眠。

(宜) 桂圆是补血药，具有健脾养心、益气生血的作用，搭配补气养血的红枣入茶或煮粥，对脾虚不生血、心不主血的贫血、心悸怔忡、面色苍白、失眠不寐者有较好的疗效。

(宜) 桂圆搭配百合、燕麦煮粥，具有养心安神、养血活血、养阴生津等功效，对更年期贫血、焦虑、失眠等有缓解作用。

养生佳肴推荐

桂圆枣仁茶——养血安神助睡眠

本茶能补益气血、养心安神，可用于缓解神经衰弱、失眠多梦等。

材料：酸枣仁6克，桂圆15克，冰糖适量。

做法：

将桂圆肉同酸枣仁、冰糖一起下锅，煮沸20分钟，趁热饮用。

•山楂•

酸酸甜甜的山楂，不论是鲜品还是干品，都具有健脾开胃、消导食积、活血化瘀的功效，对于肉食滞积引起的消化不良具有改善作用。山楂还常用于小儿食积，能改善小儿消化不良、腹部胀满。

人群宜忌

一般人均宜食用，尤其适合肉类食积不化、高血压、月经过期不来、产后瘀血腹痛者食用。但是，山楂含酸较多，处在换牙期的儿童不宜多吃，以免损伤牙齿；山楂有促进子宫收缩的作用，因此孕妇不宜多吃。

搭配宜忌

(宜) 山楂与玫瑰花搭配，具有疏肝理气、活血化瘀的功效，对气滞血瘀引起的面部痤疮、皮肤瘙痒、色斑等有改善作用。

(宜) 山楂具有消食导滞的功效；高粱米富含膳食纤维，具有健脾养胃、润肠通便等功效。两者搭配，能健脾消食，缓解小儿消化不良、食积等症状。

(宜) 用益母草与活血祛瘀的山楂搭配泡茶饮用，具有祛瘀、通络的功效，对血瘀型痛经有缓解作用。

(宜) 山楂、红糖都具有活血化瘀的功效，两者搭配食用，对痛经、月经不调、产后血瘀型腹痛等有缓解作用。

(忌) 山楂和猪肝不宜同食。因为山楂含有丰富的维生素C，猪肝中含有铜、铁、锌等矿物质，如果二者同食，可使维生素C加速氧化而被破坏。

(忌) 山楂富含维生素C，因此不宜与含有维生素C分解酶的黄瓜搭配食用。

(忌) 山楂与虾、螃蟹等海产品不宜同食，否则山楂中的鞣酸会与海产品中的蛋白质结合，形成鞣酸蛋白，这种物质可导致便秘、恶心、呕吐、腹痛等不适。

养生佳肴推荐

山楂荷叶水——减肥消脂作用好

肥胖、血脂高的人可以试试山楂荷叶水，降脂减肥效果不错。

材料：山楂、麦芽各30克，荷叶6克。

做法：

将上面三种材料放入锅中，加入适量清水，大火煮沸20分钟即成。

常见干果

● 红枣 ●

红枣是益气养血、养心安神的佳品，自古以来就被列为"五果"（桃、李、梅、杏、枣）之一。不仅如此，红枣还富含类黄酮、维生素C，有"天然的维生素丸"的美誉，是人体增加免疫力、抗衰老的必备之品。

人群宜忌

一般人均宜食用。但是，红枣味甜，含糖量高，糖尿病患者不宜多吃，腹胀、体质燥热者也不宜多吃红枣。

烹调宜忌

宜 新鲜红枣可当水果食用；干红枣也可以直接食用；若干红枣用来炖汤或煮粥，宜连皮烹调，因为红枣皮含有丰富的营养。

搭配宜忌

宜 红枣、桂圆都富含维生素C、铁，两者搭配，对神经衰弱、失眠、贫血、倦怠等症状有缓解作用。

宜 红枣、莲子、百合搭配炖汤，能起到养心安神、稳定情绪的作用，非常适合更年期烦躁不安、失眠的女性食用。

宜 将红枣洗净，去核，晾干水分，然后放入米酒中浸泡1个月，每次取10毫升米酒饮用，吃1~2个红枣。长期食用，能使身体气血充盈、面色红润。

宜 将红枣、浮小麦、甘草搭配做成甘麦红枣汤，能养心安神、和中缓急，对失眠心悸、烦热口渴等有改善作用。

宜 燕麦、小米、红枣三者搭配煮粥，具有健脾养胃、润肠通便、养心安神、补养气血等多种功效，非常适合体质虚弱、消化功能不好的人食用。

忌 红枣富含维生素C，因此不宜与黄瓜等含有维生素C分解酶的食物搭配食用，以免使红枣的营养价值受到影响。

• 花生 •

花生是中国人喜欢的传统食品，有一定的药用价值和保健功能，被古人称为"长生果"。花生有润肺化痰、清咽止咳的作用。《药性考》中记载花生"生研用下痰。炒熟用开胃醒脾、滑肠，干咳者宜餐，滋燥润火"。

人群宜忌

一般人都可以食用，尤其适合贫血、面色苍白的女性。花生油脂含量较高，脾胃虚弱、消化不良的人不宜食用；花生含有促凝血物质，因此跌打瘀肿者不宜多吃花生。

烹调宜忌

（宜）花生可以直接生吃，也可以炸成花生米，还可以用来煮粥或炖汤，还可以搭配黑芝麻打成粉后用开水冲调。

食用宜忌

（忌）花生受潮发霉后可产生毒性很强的黄曲霉毒素，人若食用则易导致中毒，引发恶心、呕吐、胸闷等不适。黄曲霉毒素还是一种致癌物，可诱发多种癌。

搭配宜忌

（宜）黄豆中所含的卵磷脂是大脑细胞的重要组成部分，花生具有养血的功效。两者搭配，能增强和改善大脑功能，还能养心血、安定情绪。

（宜）花生搭配莲藕、排骨炖汤，能补血、补虚，非常适合有贫血症状的人或体质虚弱的儿童食用。

（宜）花生、红枣搭配煮粥，具有益气活血、润泽肌肤的功效。

（宜）花生与猪蹄搭配食用，具有健脾养血、美容养颜、丰胸美胸的功效。

（宜）在煮小米粥的时候，加一些花生，具有健脾养胃、益气养血、养心安神等功效，非常适宜体质虚弱或有贫血症状的女性食用。

（忌）花生不宜与螃蟹搭配食用。

• 莲子 •

莲子是常见的滋补品，有很好的滋补作用。莲子"享清芳之气，得稼穑之味，乃脾之果也"，具有健脾养心、益智安神的功效。除莲子可以补益身体外，莲子中的心还能养心安神、清泻心火。

人群宜忌

一般人均可食用，尤其适合体质虚弱、失眠多梦、脾肾亏虚者食用。但便秘、腹胀者不宜多吃莲子。

烹调宜忌

宜 巧去莲子皮：将莲子先用清水洗一下，然后放入开水中，加入适量食用碱，搅拌均匀后稍闷泡片刻，再倒入淘米箩内，用力揉搓，即可很快去除莲子皮。

食用宜忌

忌 莲子心具有祛心火、养心神的功效，保健作用很好，因此吃莲子时不宜去掉莲子心。

搭配宜忌

宜 莲子与猪肚搭配食用，能清心、补脾止泻，对脾胃虚弱导致的消瘦、消化不良、营养不良、腹泻等有改善作用。

宜 莲子与猪心搭配食用，具有补虚、安神定惊、养心补血的功效，能缓解心神不宁、惊悸怔忡、健忘等症。

宜 莲子心与绿茶一起泡茶饮用，能安神助眠、平静心情，对更年期出现的心烦气躁、失眠多梦有缓解作用。

宜 莲子、百合都是滋补佳品，煮粥食用，具有健脾胃、养心神、益肾精、润肌肤等多种功效。

宜 莲子与鸭肉、薏米一起搭配炖汤，能滋阴养胃、健脾利水，非常适合气候潮湿、容易发脾胃病的长夏食用。

忌 牛奶富含蛋白质，遇胃酸后容易结成较大的凝块，如果与莲子一起食用，则会加大凝块，使便秘加重。

·核桃·

核桃与杏仁、腰果、榛子并称为"四大干果"，不仅味美，而且营养价值也很高，被誉为"万岁子"。核桃是健脑益智、补肾养阳的常用品，经常食用，可固牙齿、消坚瘀、通血脉、益肾精、健大脑。

人群宜忌

一般人均可食用。但核桃甘润多油，易生痰动风助火，凡体内有痰火积热或阴虚火旺及便溏者均不宜食用。

食用宜忌

宜 吃核桃仁时，宜保留核桃仁表面的褐色薄皮，因为这层褐色薄皮含有一定的营养物质，如果剥掉会降低营养价值。

搭配宜忌

宜 核桃能补肺益肾、填精纳气，红枣能健脾和胃、补气养血，两者搭配，补益效果极佳，能补虚损、强身体。

宜 韭菜和核桃搭配，可补肾阴、升阳气，缓解肾阴虚引起的腰膝酸软、阳痿早泄、失眠健忘等症。

宜 核桃、枸杞子搭配，能滋补肝肾、调冲止痛，对肝肾虚引起的月经不调伴经净腰酸、小腹隐痛等有缓解作用。

养生佳肴推荐

黑芝麻核桃酥——孝敬爸妈最好的点心

黑芝麻搭配核桃，可补肾强身、健脑益智。家有老人，更要多吃黑芝麻、核桃等食物。从中医的角度来说，人体之所以走向衰老，是因为肾中的精、气、血等逐渐衰微，而多吃黑芝麻、核桃等食物，可补肾益精，提高生命活力。

材料：核桃仁100克，黑芝麻适量。

做法：

核桃仁洗净，晾干，然后放入微波炉中用中火加热2分钟，取出时正好核桃油析出，趁热将核桃仁与黑芝麻拌匀，使核桃仁裹上黑芝麻，然后再入微波炉中用中火加热2分钟即成。佐餐食用。

吃对了 少生病

·栗子·

栗子素有"干果之王"的美誉，可代粮，与红枣、柿子并称为"铁杆庄稼""木本粮食"，是一种物美价廉、富有营养的滋补品。适量食用栗子，具有保养肠胃、止痛止血、延年益寿的功效。

人群宜忌

一般人均可食用，特别适合腰膝酸软、四肢无力、尿频、胃寒腹泻者。栗子淀粉含量高，多吃不易消化，因此疟疾、便秘、脾胃虚弱、消化不良者应慎食。

烹调宜忌

宜 用烤箱剥栗子皮：将栗子放入烤箱后，迅速加热至150℃以上，使栗子壳自然爆裂，然后取出，即可轻松地剥去栗子皮。

搭配宜忌

宜 栗子与鸡肉搭配，能强壮肾脏，缓解肾虚所致的腰膝酸软、四肢乏力、小便清长等症状。

宜 栗子搭配红枣、小米煮粥，能缓解脾胃虚弱引起的腹泻。

·松子·

松子是深受人们喜爱的坚果，《海药本草》中记载："海松子温肠胃，久服轻身，延年益寿。"可见，松子的保健功效很高，经常食用能健身心、滋润皮肤、延缓衰老，松子也因此被誉为"长寿果"。

人群宜忌

不论年老年少，皆可食用松子，但脾虚便溏、肾亏遗精、湿痰甚者不宜多吃。

搭配宜忌

宜 松子含有亚油酸和亚麻酸，这两种物质可提高细胞的生长速度；红枣能补气养血、红润肌肤。两者搭配，养颜、补血效果很好。

宜 松子与鱼搭配做成松子鱼，蛋白质更加全面，具有补益大脑、提高记忆力、改善健忘等作用。

忌 松子不宜与黄豆同食，否则黄豆中的胰蛋白酶会妨碍人体对松子中的蛋白质的吸收，刺激肠胃，引起恶心、呕吐等不适。

• 杏仁 •

杏仁分为甜杏仁、苦杏仁两种。甜杏仁多用作食品；苦杏仁多作药用，有祛痰止咳、平喘、润肠的作用，为辅助治疗外感咳嗽、咳喘、喉痹、肠燥便秘的常用药。

人群宜忌

一般人均可食用，但是消化功能不好的儿童、产妇，以及糖尿病患者不宜多吃。

烹调宜忌

宜 杏仁含有毒物质氢氰酸，过量服用可致中毒。所以，食用前必需先将杏仁放入水中浸泡多次，并加热煮沸，减少以至消除其中的有毒物质。

搭配宜忌

宜 杏仁与猪肺一起炖汤，具有润肺止咳的功效，对秋燥引起的肺热咳嗽有缓解作用。

宜 将杏仁与莲藕、豆苗等蔬菜凉拌成菜，经常食用能止咳润燥，缓解肺燥、风热感冒引起的咳嗽。

• 腰果 •

腰果因其呈肾形而得名，其果实成熟时香飘四溢，清脆可口，为"四大干果"之一。中医认为，腰果有健脾益胃、润肠通便、润肺护肤的功效。

人群宜忌

一般人均可食用。但是，腰果热量高、油脂含量高，肥胖、消化不良者不宜多吃；腰果含有多种过敏原，过敏体质者应慎吃。

烹调宜忌

宜 腰果最常见的吃法就是在滚油中过一过，捞起即食，是一道理想的下酒菜。也可以当零食直接食用，还可以搭配鸡肉、玉米等炒菜。

搭配宜忌

宜 腰果搭配鸡肉炒菜，具有养肾补虚、增强体质的功效。

宜 腰果与虾仁搭配，不仅清爽可口，而且补益效果很好，能缓解肾虚所致的腰膝酸软、四肢无力等症状。

• 开心果 •

开心果，顾名思义，就是能让人开心的果子。开心果具有开心解郁、补益身体、增强免疫力等多种功效，是深受人们喜爱的休闲干果。

人群宜忌

一般人均可食用，尤其适合身体虚弱、脾胃不佳、贫血、营养不良者。开心果热量高、油脂含量较高，高脂血症者、肥胖者不宜多吃。

食用宜忌

(宜) 吃开心果时，宜保留果仁上的外衣。这层外衣含有的花青素是一种天然抗氧化物质，可以帮助人体抵抗自由基的伤害，具有保护视网膜、延缓肌肤衰老的功效。

搭配宜忌

(宜) 将豆苗汆烫后捞出，加调料、开心果仁拌匀，营养丰富，具有调理脾胃、增强免疫力的功效。

(宜) 做炒饭的时候，将开心果仁压碎，然后与米饭拌匀，能增香提味、增强体质。

• 葵花子 •

葵花子，也就是我们经常说的"瓜子"，是深受人们喜爱的休闲食品。葵花子的吃法有很多，可以直接当零食食用，还可以作为糕点的配料。另外，葵花子是重要的榨油原料，由葵花子榨成的葵花子油富含维生素E、亚麻酸等物质，是日常生活中经常食用的油脂。

人群宜忌

一般人皆可食用。但是，葵花子热量高、油脂含量较高，高血压、糖尿病患者以及口疮、便秘者不宜多吃。

食用宜忌

(宜) 吃葵花子时，最好用手剥皮。因为用牙嗑容易使舌、口角糜烂，还会在吐壳时将大量津液吐掉，使味觉迟钝、食欲降低，甚至引起胃痉挛。

(忌) 葵花子一次不宜吃得太多，30~40克即可，以免上火，引发口腔溃疡、便秘等不适症状。

杂粮豆薯

· 大米 ·

大米是我们日常生活中必不可少的主食之一，是碳水化合物的主要来源，是我们补充营养和能量最基础的物质。中医认为，大米是"五谷之首"，具有补中益气、健脾养胃、益精强志、和五脏、通血脉、聪耳明目、止烦渴等功效。

人群宜忌

一般人均可食用，没有特别禁忌。

烹调宜忌

（宜）煮饭前向锅里倒入一些醋，放醋的量按照 500 克米不超过 1 毫升醋的比例即可。这样煮好的米饭不仅不会有酸味，而且口感松软，还更容易保存。

（宜）煮饭前往锅里滴入几滴香油，煮出来的米饭更加喷香可口。

（忌）淘洗大米时，搓洗的次数不宜太多，浸泡的时间也不宜过长，以免造成营养素大量流失。

（忌）用大米煮粥时不宜放碱，以免破坏大米中所含的维生素 B_1 而降低大米的营养价值。

搭配宜忌

（宜）用大米煮粥时加入适量菠菜，或者用大米饭配菠菜，富含蛋白质、维生素、铁等营养物质，能增强体质、提高免疫力。

（宜）大米搭配白萝卜，具有止咳化痰、消食化积、润肠排毒等功效，对咳嗽、便秘、腹胀等有缓解作用。

（宜）大米和胡萝卜同食，具有健脾消食、润肠通便、增强体质等多种功效。

（宜）大米搭配绿豆煮粥，口感清润，而且具有开胃化积、清热解暑、利水消肿、润喉止咳等多种作用，非常适合食欲不佳的人。

·糯米·

糯米常用来包粽子或熬粥，是家庭常用的粮食之一。中医认为，糯米能够补养人体正气，起到御寒、滋补的作用。古代医书中有记载"糯米粥为温养胃气妙品"，因此患有神经衰弱及病后、产后的人食用糯米粥调养，可达到滋补营养、健脾养胃的效果。

人群宜忌

一般人皆可食用，但糯米不易消化，一次不宜吃得过多，消化功能比较弱的老人、儿童以及肠胃疾病患者不宜多吃。

搭配宜忌

宜 糯米和红枣都是性温、味甘的食物，两者搭配煮粥，经常适量食用，可温中祛寒、温暖脾胃，对脾胃气虚有较好的改善作用。

宜 煮糯米粥时，适当加一些百合，对身体非常有益，因为糯米中的铁与百合中的叶酸都有益于维持红细胞的正常功能，经常食用，对恢复肌肤血色很有助益。

·黑米·

黑米是一种药食兼用的大米，被人们称为"补血米""长寿米"。我国民间也有"逢黑必补"之说。黑米营养丰富，能有效提高人体红细胞和血红蛋白的含量，有利于心血管系统的保健，有利于儿童骨骼和大脑的发育，平时适量食用还有助于提高身体免疫力。

人群宜忌

一般人都可以食用，尤其适合贫血、体质虚弱者。但是，黑米不容易消化，消化能力较弱的人不宜多吃。

搭配宜忌

宜 用3份黑米、3份糯米、4份大米，加入适量红枣、银耳、薏米、杏仁、花生米、芝麻、百合、冰糖等一起熬粥，具有很好的补益效果，适合营养需求较大的儿童、孕妇食用。

宜 黑米和黑豆都具有养血活血、补肾益精的功效，经常搭配食用，可改善少年白头、女性产后虚弱、病后体虚以及贫血、肾虚等情况。

· 糙米 ·

糙米是相对精白米而言的，稻谷经碾去谷壳后仍保留着一些外层组织的米为糙米。糙米具有益气和中、除湿气的功效，有助于预防便秘、肠癌、脚气病、心血管疾病、糖尿病和贫血，并有降血脂、减肥的功效。

人群宜忌

一般人群都可以食用，尤其适合 B 族维生素缺乏者。

烹调宜忌

宜 糙米这么煮更松软：将糙米洗净，加适量清水浸泡一晚上（浸泡的水是米量的 2 倍），然后把糙米连同泡米水一同倒入锅中用中火熬煮，煮沸后转大火煮 3 分钟，再转小火煮 30 分钟，接着熄火，再加盖闷 10 分钟，这样煮出的糙米饭不仅松软，而且最大限度地保存了营养。

搭配宜忌

宜 大米富含蛋白质，但在加工的过程中流失了许多营养成分；糙米中米糠和胚芽部分含有丰富的 B 族维生素和维生素 E。两者搭配，正好营养互补，使营养更加全面均衡，能提高人体免疫功能，改善血液循环。

宜 糙米和苹果都富含膳食纤维，经常搭配食用，可促进肠道益生菌增殖，加速肠道蠕动，软化粪便，起到预防便秘、养护肠胃的作用。

宜 煮糙米粥时，加一把黑芝麻，经常食用，能预防贫血、降低胆固醇，非常适合高血压、高脂血症者。

宜 糙米和甘薯都具有润肠通便的功效，两者搭配食用，能预防和缓解便秘，瘦身排毒。

宜 在煮糙米粥的时候，适量加入一些红豆，经常食用，能健脾祛湿、利水消肿。

宜 核桃中含有锌、锰、铬等微量元素，而糙米富含 B 族维生素，两者搭配，营养更加全面，而且具有保护心脑血管、降脂降压等功效。

• 小米 •

小米是许多家庭中的必备谷物，因为小米加工时不需精制，所以保留了大量的维生素和矿物质，也正因为如此，小米粥有"代参汤"之美称。小米具有健脾和胃、清热除烦等功效，脾胃虚弱的人平时多喝小米粥，对补益脾胃很有帮助。

人群宜忌

一般人都可以食用，尤其适合病后、产后体虚以及失眠多梦者。

搭配宜忌

宜 小米中所含的类雌激素物质具有滋阴养血的功能，搭配富含营养的鸡蛋，可改善产妇虚寒的体质，帮助她们恢复体力。

宜 小米营养丰富，红糖具有活血化瘀的功效，两者搭配煮粥，对血瘀引起的痛经、产后腹痛有缓解作用。

宜 小米搭配南瓜煮粥，经常食用能健脾养胃，还能缓解孕吐症状，增加食欲。

忌 小米所含的必需氨基酸中赖氨酸的含量低，不宜单独长期吃，而要搭配其他谷物。

养生佳肴推荐

桂圆小米粥——补血养心的佳品

桂圆具有开胃益脾、补心长智、安神养血的功效，小米具有健脾养胃的功效，红糖具有温胃散寒、活血化瘀的功效。三者搭配煮粥，长期坚持食用，可有效改善心脾两虚所导致的失眠、产后血瘀腹痛。

材料：桂圆肉30克，小米100克。

调料：红糖适量。

做法：

将桂圆肉与小米一起放入锅中，加入适量水熬煮成粥，加红糖调味即成。

• 薏米 •

薏米，别名薏苡仁、六谷子，具有消肿、健脾祛湿的功效，是一种常用的利水渗湿药。薏米还是一种美容食品，经常食用可以保持人体皮肤光泽细腻，对于痤疮、雀斑、老年斑、妊娠斑等都有改善作用。

人群宜忌

一般人都可以食用，尤其适合水肿型肥胖、小便不利、皮肤粗糙或患有痤疮者。但是，薏米性质寒凉，有可能引起子宫收缩而导致流产，因此孕妇不宜多吃。

搭配宜忌

宜 薏米与南瓜搭配，能健脾益胃、利水除湿，对消化不良、食欲不振、厌食、便秘等有缓解作用。

宜 薏米与清热排毒的菊花搭配，对痰湿引起的肥胖有改善作用，而且还能改善脸上长痤疮的情况。

宜 薏米搭配滋阴养颜、润肠排毒的蜂蜜，可以清除体内湿热，改善因湿热引起的痤疮、色斑等，让肌肤更加娇嫩。

宜 薏米与冬瓜搭配，对因湿热引起的风湿痛有缓解作用。

宜 薏米炒熟了再吃，能改善其寒性，适合平素畏寒、手脚发凉的人吃。

养生佳肴推荐

薏米荷叶山楂茶——一天一杯，瘦身纤体不再难

薏米能健脾渗湿，可用于水肿、小便不利等；荷叶具有清热解毒、凉血、止血的作用；山楂是消食良品，能帮助消化。三者搭配，具有清热、利湿、消肿的功效，适合痰湿体质的肥胖者饮用。

材料：炒薏米适量，荷叶、山楂各2克。

做法：

将炒薏米、荷叶、山楂放入锅中，加入适量水煎至1碗水，滤渣取汁。

吃法：每日1剂，代茶饮用。

• 燕麦 •

大部分谷类经过碾制加工后，营养丰富的麸皮与胚芽都会被去除。但是燕麦却不同，经加工后仍能保留胚芽与部分麸皮中的营养素，因此，我们平时可以将燕麦与其他谷物搭配食用，以使营养更全面均衡。

人群宜忌

一般人皆可食用，尤其适合消化功能不好的老人、因便秘而出现"游泳圈"的女性等人群。

烹调宜忌

区分选择燕麦和燕麦片：由于燕麦皮厚，淀粉含量少，因此，人们最常食用的是燕麦片。选购燕麦片时应当注意：一是麦片和燕麦片不是一回事；二是营养燕麦片的营养成分不如普通燕麦片。因此，如果有条件，宜尽量选择燕麦。如果要选择燕麦片，则需要选择正规厂家生产，并且标明各种营养成分、配料等情况的产品。

搭配宜忌

(宜) 燕麦搭配补血活血的红枣煮粥，能红润肤色、降脂减肥。

(宜) 燕麦、牛奶搭配食用，可促进人体对蛋白质、膳食纤维、维生素及多种矿物质的吸收，还能预防和缓解便秘。

(宜) 燕麦搭配南瓜煮粥，具有益肝和胃、润肠通便等多种功效，对胃热肠燥引致的便秘有缓解作用。

(宜) 燕麦和小米一起搭配食用，有补益身体、保健肠胃等功效，对心脏病、高血压、糖尿病等疾病病情的控制有益。

(宜) 在煮燕麦粥的时候，适当加一些百合，能解渴润燥，对肺燥咳嗽、肠燥便秘有缓解作用。

(宜) 用燕麦搭配桂圆、红枣、百合等熬煮成粥，不仅能促进肠胃蠕动，预防和缓解便秘，还具有养血、安神的功效，对更年期心血亏虚所致的失眠、面色苍白等有改善作用。

·大麦·

说到大麦，最常见的吃法就是将大麦炒熟之后用来泡茶，浓郁的麦香萦绕齿间，让人回味。《本草纲目》中说："（大麦能）宽胸下气，凉血，消积，进食。"可见大麦具有一定的养生保健作用。

人群宜忌

一般人均可食用，尤其适合消化不良、腹胀、便秘、食欲不振者。

需要注意的是，大麦含有一些易致过敏的物质，因此过敏体质者不宜食用大麦。

搭配宜忌

（宜）将大麦炒熟后，加红糖一起泡茶，能温暖脾胃，促进肠胃蠕动，对腹泻、腹胀等具有缓解作用。

（宜）大麦跟富含膳食纤维的苹果一起搭配食用，能促进肠胃蠕动，缓解腹胀、便秘等症状。

（忌）怀孕期和哺乳期女性不宜吃大麦芽，以免影响乳汁分泌。

·小麦·

小麦是我们常吃的主食之一，不仅富含蛋白质、B族维生素和矿物质，药用价值也很高。《本草拾遗》中记载："小麦面，补虚，实人肤体，厚肠胃，强气力。"

人群宜忌

一般人都可以食用，没有特别禁忌。

搭配宜忌

（宜）小麦搭配糯米煮粥，具有温胃散寒的功效，对脾胃虚寒导致的胃胀、胃痛有缓解作用。

（宜）小麦与黑芝麻搭配，具有抗衰老、保护细胞膜、提高免疫力和解毒等作用。

（宜）小麦搭配山楂泡茶，具有消食化积的功效，能改善腹胀、便秘等症状。

（宜）小麦搭配桂圆、红枣一起煮粥，具有温暖脾胃、活血养血、润泽肌肤等功效，非常适合贫血、体质虚弱、脾胃虚寒的人食用。

• 玉米 •

玉米是粗粮中的保健佳品，对人体的健康颇为有利。玉米中的维生素B$_6$、烟酸等成分具有刺激胃肠蠕动、加速粪便排泄的特性，可预防便秘、肠炎、肠癌等。因此，平时的餐桌中不要忘了添加玉米，可以将新鲜玉米煮熟后食用，也可以用玉米粉做成饼、馒头等。

人群宜忌

一般人都可以食用，尤其适合心血管疾病患者、便秘者食用。但是，如果患有口腔溃疡，则不宜多吃玉米。

食用宜忌

(宜) 玉米的外皮或玉米须有可能有农药残留，因此在烹饪玉米前，宜将皮去掉，将玉米须、玉米一起放入淡盐水浸泡片刻，然后用清水冲洗干净，再进行烹饪。

(宜) 吃玉米时应把玉米粒的胚尖全部吃掉，因为玉米的营养主要集中在胚尖中。

搭配宜忌

(宜) 银耳和玉米都富含膳食纤维，具有润肠通便的功效，两者搭配，能预防和缓解便秘，还能减肥瘦身。

(宜) 玉米与牛奶搭配食用，能润燥、护肤、补钙，是不可多得的补益佳品。

(宜) 将玉米粒与西红柿、苹果等蔬果做成沙拉，菜肴富含维生素、膳食纤维，具有润肠排毒、减肥瘦身、美容养颜等多种功效。

养生佳肴推荐

生菜玉米沙拉——吃货的幸福时光

生菜和玉米都富含膳食纤维，能促进人体排出废物，因而有减肥轻身的作用。

材料：玉米粒50克，生菜100克。

调料：沙拉酱少许。

做法：

1.生菜洗净，撕成小片；锅加水烧开，放入玉米粒氽烫至熟。

2.将玉米粒、生菜放入碗中，加入沙拉酱拌匀即成。佐餐食用。

•黄豆•

黄豆被称为"豆中之王"，是一种营养丰富、用途广泛的豆类产品。黄豆中的蛋白质在量和质上均可与动物蛋白媲美，所以黄豆有"植物肉"及"绿色牛乳"之美誉。黄豆还可以做成豆腐、豆浆、豆芽等食品使用，营养价值也很高。

人群宜忌

一般人都可以食用，尤其适合心血管疾病、糖尿病患者及营养不良、气血不足者。但是，黄豆不易消化，消化功能不好、经常腹胀的人不宜多吃。

烹调宜忌

宜 黄豆的吃法很多，可以用来煮粥、炖汤、煮熟后凉拌、炒熟后当零食；将黄豆磨成粉，加面粉蒸成馒头等。

忌 干炒黄豆不仅妨碍人体对蛋白质的吸收，而且黄豆中的胰蛋白酶抑制剂和血凝集素等有害因子不能在干热条件下被分解。如果将黄豆炒得外焦内生，吃后还会引起恶心、呕吐、腹泻等中毒现象。可将黄豆浸泡至发涨，然后再炒或加水焖煮。

搭配宜忌

宜 黄豆与花生搭配炖汤或打豆浆，具有增强和改善记忆力、养心血、安定情绪、缓解更年期综合征等多种功效。

宜 炖猪蹄或排骨的时候，加入少许黄豆、红枣，不仅滋味更好，而且营养丰富，具有补血、补脑、增强体质等功效。

宜 将鱼干洗净，泡软后与黄豆一起焖煮，风味独特，而且能为机体提供丰富而全面的蛋白质，非常适宜做夏季的开胃小食。

宜 黄豆搭配鸭肉，具有健脾利湿、增强体质等多种功效，很适合在夏季暑湿严重时食用。

忌 黄豆不宜与芹菜搭配食用，以免影响人体对铁质的吸收，使菜肴的营养价值降低。

• 绿豆 •

绿豆因其颜色青绿而得名，由于它营养丰富，药用价值高，且用途较多，被称为"济世之良谷"。绿豆具有清热解毒、祛火消暑等功效。夏季常喝绿豆汤，既可防暑又可利湿祛邪，预防皮肤病的发生。

人群宜忌

一般人都可以食用。但是，绿豆性质寒凉，体质偏寒、经常四肢冰冷、脾胃虚寒、腹泻者不宜多吃。

烹调宜忌

（宜）煮烂绿豆很简单：锅加水烧开，关火，倒入洗干净的绿豆闷泡20分钟，然后开火煮15分钟，撇去上面的浮壳，再闷10分钟，这样煮出来的绿豆十分软烂。

（忌）绿豆遇铁会发生氧化而变黑，因此不宜用铁锅煮绿豆。

搭配宜忌

（宜）百合有润燥的功效，与清热解毒的绿豆搭配，具有清心润肺、安定心神的作用，可缓解肺燥咳嗽及心火上炎所致的失眠、多梦、焦躁等。

（宜）冬瓜和绿豆都具有清热利尿的功效，两者合用，利尿效果更佳，能帮助人体排出多余的水分。

（宜）清热解毒的绿豆搭配清热祛火的荷叶煮汤饮用，能帮助祛除体内热毒，对小儿痱子以及实火导致的口腔溃疡、便秘等具有缓解作用。

（宜）金银花和绿豆都具有清热解毒的功效，两者搭配食用，对病毒引起的流行性感冒有一定的缓解作用。

（宜）绿豆甘凉，可消肿下气、清热解毒；西瓜皮可清热解暑、除烦止渴。两者合用，对痤疮等有缓解作用。

（忌）煮绿豆时不宜加碱，因为碱能破坏绿豆中的营养成分，降低其营养价值。

• 黑豆 •

黑豆是一种药食同源之物，既便宜又有助于抗衰老，滋补效果不错。《本草纲目》中说："豆有五色，各治五脏，唯黑豆性寒，可以入肾。"肾是先天之本，平时多吃黑豆，可强肾壮腰，让身体变得倍儿棒！

人群宜忌

一般人都可以食用，特别适宜脾虚水肿、脚气水肿者食用。但是，消化不良、腹胀的人不宜多吃黑豆。

搭配宜忌

（宜）黑豆中富含强抗氧化剂维生素E和花青素，搭配富含植物蛋白的黄豆一起打成豆浆，具有减少皮肤皱纹、美容养颜、预防衰老等功效。

（宜）黑豆有补肾养肾的功效，搭配具有行气养血作用的红枣，可缓解因肾虚引起的尿频、腰酸、女性下腹部冷痛等症状。

（宜）黑豆洗净，上锅蒸熟，然后打成粉，每次吃6克，一日2次，能补益肝肾、养血润发，对改善脱发有帮助。

• 红豆 •

红豆富含碳水化合物、蛋白质、维生素，是补血佳品，被李时珍称为"心之谷"。此外，红豆还具有利水消肿、解毒排脓的功效，对水肿以及湿热引起的各种症状有缓解作用。常吃红豆，可减肥瘦身、美容养颜，可以说红豆是女性健康与美丽的必备食材之一。

人群宜忌

一般人都可以食用，特别适宜水肿、肥胖、产后缺乳者。但是，尿频、尿急者不宜多吃。

搭配宜忌

（宜）红豆搭配百合具有补气血、安心神的功效。

（宜）煮红豆的时候加入适量的盐，不仅能调味，还具有软坚消积的作用，有助于排出体内废气。

（宜）红豆可以搭配鲤鱼、黑鱼和鸡肉一起煮汤喝，利尿消肿的作用更好。

·甘薯·

甘薯营养价值很高，具有补脾益气、宽肠通便、生津止渴的作用。冬季是吃甘薯的好时节，在干燥的冬季来碗甘薯粥，可以改善肠燥引起的便秘。

人群宜忌

一般人都可以食用，但湿阻脾胃、气滞食积者应慎食。

另外，甘薯含有一种氧化酶，易在人的胃肠道里产生大量二氧化碳气体，如甘薯吃得过多，会使人腹胀、排气。

搭配宜忌

宜 甘薯搭配莲子、大米一起煮粥，对大便干燥、习惯性便秘、皮肤粗糙等有改善作用。

宜 甘薯缺少蛋白质和脂肪，因此宜与肉类搭配食用，以补充营养物质的不足。

宜 甘薯的含糖量较高，吃多了可刺激胃酸大量分泌，引起"烧心"感和吐酸水，所以吃甘薯时可以搭配点咸菜或喝些汤。

忌 甘薯含有大量淀粉，进入人体后会产生大量果酸，如果此时吃柿子，果酸可与柿子中的单宁、果胶发生反应，产生硬块，引起胃结石。

·黑芝麻·

黑芝麻，又称"百谷皇后"，能够补肝肾、益精血。黑芝麻含有丰富的不饱和脂肪酸，能够润肠通便；黑色食物入肾经，黑芝麻还能够生津润燥、补血养颜。另外，黑芝麻还能养肝明目，改善精血不足导致的视力模糊、头晕眼花。

人群宜忌

一般人都可以食用，尤其适合头发早白、大便干燥、面色苍白者；食欲不良、大便稀溏者不宜多吃。

搭配宜忌

宜 黑木耳和黑芝麻都具有润肠通便的功效，两者搭配，可预防和缓解便秘，同时对便血、痔疮等也有缓解作用。

宜 黑芝麻、蜂蜜都富含维生素E，两者搭配，能润泽、细腻皮肤，同时还有养肺润肠的功效，非常适宜在天气干燥时食用。

常见禽畜肉蛋

·鸡肉·

鸡肉肉质细嫩、味道鲜美，而且富含蛋白质，消化利用率非常高，是滋补养身的佳品。鸡肉的食用方法很多，如热炒、炖汤，还可以煮熟之后撕成肉丝凉拌。

人群宜忌

一般人均可食用。但中医认为，鸡肉性温，凡实证、热证或邪毒未清者不宜食用。

烹调宜忌

宜 鸡肉本身含有一定的鲜味，因此在烹调鸡肉时不需要再放味精或鸡精，以免破坏鸡肉原本的鲜味。

搭配宜忌

宜 鸡肉搭配栗子做成栗子焖鸡，不仅美味，而且能健脾养血，增强机体造血功能。

宜 鸡胸肉洗净，煮熟后撕成丝，与黑木耳一同放入盘中，加调料拌匀。常吃这道菜肴能益气养胃、增强体质，对改善高血压、高脂血症、糖尿病等有帮助。

宜 鸡肉与富含钙、铁、维生素等营养物质的油菜搭配炒菜，不仅营养更加全面，而且具有美容养颜、增强体质的功效。

忌 鸡肉、虾都富含蛋白质，同时食用有可能会加重胃肠道的负担，引发消化不良。

忌 鸡肉属温补之品，芥末是热性之物。两者搭配同食，会助火热，不利于人体健康。

• 鸭肉 •

"鸡、鸭、鱼、肉"四大荤，鸭肉占有一席之位。《日用本草》记载，鸭肉可"滋五脏三阴，清虚劳之热补血解水，养胃生津"。经常吃鸭肉，具有滋阴养胃、清肺补血、利水消肿的功效。在一些地方还有以鸭肉做成的名菜，如北京烤鸭、南京板鸭、江南香酥鸭等。

人群宜忌

一般人都可以食用；鸭肉性寒，特别适合体内有热、上火的人食用。脾胃虚寒、消化功能较弱、腹泻的人不宜多吃。

烹调宜忌

宜 老鸭不易炖酥烂，可以在炖鸭肉的时候放入几枚山楂或切碎的猪胰脏，这样不仅鸭肉易酥烂，而且汤汁鲜美。

宜 炒鸭肉时，宜将鸭肉中的油脂煸炒出来，然后再加调料，这样能消除一部分腥味。

搭配宜忌

宜 鸭肉搭配清热凉血、除烦止渴的莲藕炖汤，既能益气养阴，又可祛除湿热给人体带来的不适。

宜 将鸭肉与啤酒搭配做成啤酒鸭，不仅风味独特，而且具有增强食欲、提高免疫力等功效。

养生佳肴推荐

薏米陈皮鸭肉汤——健脾养胃、清热利湿

鸭肉有滋阴养胃、利水消肿的功效，与理气健脾的陈皮、健脾利水的薏米和滋养补虚的莲子搭配炖汤，能滋阴养胃、健脾利水。

材料：鸭肉250克，薏米、莲子各30克，陈皮6克，生姜4片。

调料：盐适量。

做法：

1.鸭肉洗净，剁块，冷水下锅，余烫至血水流净，捞出冲净。

2.将鸭肉与其他材料洗净，一同放入锅内，加清水，大火煮沸后，改小火煲2~3小时，加盐调味即成。

• 鹅肉 •

俗话说："喝鹅汤，吃鹅肉，一年四季不咳嗽。"鹅肉肉质肥瘦分明，滑爽鲜嫩，汤鲜味美，而且高蛋白、低脂肪、低胆固醇，还具有解五脏之热、补阴益气、暖胃开津和缓解铅毒等功效，是不可多得的营养健康肉类。

人群宜忌

一般人都可以食用。但鹅肉是发物，患有热疮者不宜食用。

烹调宜忌

（宜）炖鹅肉时，加入几片樱桃叶，能使鹅肉容易炖烂，而且味道很鲜美。

（宜）烹调鹅肉时，宜加蒜去腥，同时也使鹅肉更香更好吃。

搭配宜忌

（宜）鹅肉中的脂肪是富含不饱和脂肪酸的优质脂肪，胡萝卜含有类胡萝卜素。脂肪与类胡萝卜素搭配，能使类胡萝卜素转化成维生素A，更好地发挥其明目亮眼的功效。

• 驴肉 •

俗话说："天上龙头，地上驴肉。"说的不仅是驴肉鲜美的味道，还有驴肉不俗的营养功效——驴肉是一种高蛋白、低脂肪、低胆固醇的肉类，具有补气养血、滋阴壮阳、安神除烦等功效。

人群宜忌

一般人都可以食用，尤其适合身体瘦弱者。但是，驴肉性质偏寒，脾胃虚寒、慢性肠炎、腹泻者及孕妇不宜食用。

烹调宜忌

（宜）烹调驴肉之前，用少量苏打水揉洗，能有效去除驴肉的腥味。

（宜）煮驴肉时，适量加一些葱、姜，能杀菌、除腥味，使驴肉更加鲜美。

搭配宜忌

（宜）将驴肉、青椒切碎，拌匀，然后加入火烧之中，即成驴肉火烧，不仅味道独特，而且能为机体提供多种营养素，具有增强体质的作用。

（忌）驴肉和金针菇都富含对人体健康有益的营养素，但两者却不宜同食，以免引起不适。

• 牛肉 •

牛肉的营养价值很高，素有"牛肉补气，功同黄芪"之说，对阳气虚弱导致的体弱乏力、面色萎黄、气虚自汗等有改善作用。现代研究发现，牛肉蛋白质含量很高，氨基酸组成更适合人体的需求，而且含有较多的矿物质，如钙、铁、硒等，因此有"肉中骄子"的美誉。

人群宜忌

一般人都可以食用。但是，牛肉不好消化，消化功能不佳的老人和儿童不宜吃得过多。

烹调宜忌

宜 牛肉不容易炖烂，在炖牛肉时，加入几枚山楂和少量陈皮，能使牛肉容易被炖烂，而且还起到去腥增香的功效。

忌 如果牛肉的颜色发紫，而且表面有黏性物质，或者有发霉、异常的气味，说明牛肉已经变质了，不宜食用。

搭配宜忌

宜 将牛肉与白萝卜一同炖汤，能为人体提供丰富的蛋白质、维生素C，具有利五脏、益气血的功效，非常适合秋冬进补时食用。

宜 洋葱炒牛肉是很常见的搭配，两者一起食用，可促进人体对营养素的吸收，还能补虚养身，对腰酸背痛、膝关节无力有一定的改善作用。

宜 牛肉搭配牛蒡一起炖汤，具有提高免疫力、增强体质的作用，适宜身体瘦弱的人进补用。

宜 西红柿炖牛腩是常吃的菜肴之一，这道菜酸酸甜甜，很是开胃，而且西红柿与牛肉的搭配，使菜肴的营养更加全面，能帮助提高人体免疫力。

忌 牛肉、红糖对人体都有补益作用，但两者却不宜一同食用，以免引起腹胀。

忌 牛肉不宜与栗子一起食用，否则会影响人体对营养物质的吸收，还有可能引起胸闷、呕吐等不适。

•羊肉•

"美食要配美器,药疗不如食疗",羊肉性温,能温阳、补精血、疗肺虚、益劳损,是一种滋补强壮美食,可用于肾虚阳衰所致的腰膝酸软、阳痿等症。冬季常吃羊肉,可谓一举两得,不仅驱寒补暖,还能补肾强身。

人群宜忌

一般人都可以食用,但羊肉性温,阴虚体质及实火引致的口腔溃疡、肠燥便秘者不宜多吃;暑热天不宜多吃羊肉。

烹调宜忌

宜 由于羊肉有一股令人讨厌的羊膻怪味,所以有人不喜欢吃。其实,在炖羊肉时放入适量甘草(1千克羊肉放10克甘草)、生姜和料酒,既能去除羊膻味,又可使羊肉保持原有风味。

宜 在炖羊肉时加入几枚山楂,既能去除羊膻味,又能使羊肉的肉质更加鲜美。

宜 羊肉中有很多筋膜,切丝之前应先将其剔除,否则炒熟后肉膜硬,吃起来难以下咽。

食用宜忌

宜 吃涮羊肉时,一定要等羊肉熟透再吃,因为不熟的羊肉含有对人体健康有害的微生物。

搭配宜忌

宜 用白萝卜搭配羊肉,可去除羊肉一部分膻味、中和羊肉的火气,同时还能补钙,对肾阴虚引起的牙齿松动有缓解作用。

宜 羊肉益肾气,山药健脾补肾。两者同食,健脾补肾作用更强。

宜 羊肉温阳暖肾,生姜祛寒保暖。在烹调羊肉的时候适量加一些生姜,能祛腥增香,还能增强体质,缓解腹痛、胃寒等症状。

忌 羊肉和南瓜都含有对人体有益的多种营养素,但两者却不宜同食,否则容易导致胸闷、腹胀等不适。

• 猪肉 •

猪肉是日常餐桌上重要的肉类食品之一，也是我们摄取动物蛋白质、脂肪及铁、锌等营养素的主要来源之一。适量食用猪肉，能补虚强身、滋阴润燥、丰泽肌肤。

人群宜忌

一般人都可以食用，尤其适合病后虚弱、贫血及身体瘦弱的人。但是，如果胃火旺盛，或出现口腔溃疡、便秘等上火症状，则不宜多吃，以免加重病情。

烹调宜忌

(宜) 猪肉肉质比较细嫩，筋少，宜斜切，这样能使其炒起来不破碎，吃起来不塞牙。

(忌) 猪肉烹调前不宜用热水清洗，因为猪肉中含有肌溶蛋白，遇热容易分解，从而降低猪肉的营养价值。

搭配宜忌

(宜) 猪肉炒青椒，营养丰富全面，而且具有增强体质、补充维生素等作用，适宜正在长身体的青少年食用。

(宜) 猪肉搭配海带煮汤，能为人体提供蛋白质、脂肪、碳水化合物、膳食纤维等有益物质，具有增强体质、提高免疫力等多种功效。

(宜) 猪肉搭配冬瓜煮汤，冬瓜的清润与猪肉的补虚作用相结合，既能滋阴润燥，又能补虚强身。

(宜) 猪肉与栗子同食，能为人体提供丰富的维生素和钙、铁、锌等矿物质，对体质虚弱、腰膝酸软、脾胃虚寒等有缓解作用。

(忌) 茶叶中的大量鞣酸与猪肉中的蛋白质结合会产生鞣酸蛋白，使肠蠕动减慢，延长粪便在肠道内的滞留时间，从而导致便秘，不宜同食。

· 猪肝 ·

猪肝具有补肝明目、养血安神的功效，非常适合气血虚弱的人食用，对缺铁性贫血也有改善作用。

人群宜忌

一般人都可以食用，尤其适合贫血、面色苍白、月经不调者。但是猪肝不宜多吃，以一周吃 1~2 次为宜。

烹调宜忌

宜 猪肝买回来后，宜放在水龙头下冲洗 10 分钟，然后用清水浸泡 1~2 小时，这样能清除猪肝中的残血。

宜 猪肝异味去除法：将猪肝洗净后，剥去表面的膜，然后放入盘中，倒入牛奶浸泡 5 分钟，即可清除猪肝的异味。

搭配宜忌

宜 猪肝和枸杞子搭配，补血养肝效果更好，可改善肝血不足所致的头晕、眼花等症。

忌 猪肝不宜与富含维生素 C 的猕猴桃、西红柿等水果蔬菜搭配食用，以免铁被氧化而降低营养价值。

· 猪血 ·

猪血具有清除污垢、通便的功效，其所含的血浆蛋白在肠道内消化分解，未被消化的剩余残渣会吸收大量水分，同时还可吸附肠内的有害物质，如混在食物中的金属微粒、粉尘等，使之一起转化为粪便，排出体外。

人群宜忌

一般人都可以食用，尤其适合贫血、面色苍白、体质虚弱者。

烹调宜忌

宜 烹调猪血之前，宜将猪血放入开水中氽烫片刻，以除去猪血特有的腥味。

搭配宜忌

宜 韭菜富含膳食纤维，与猪血搭配，能吸附肠道内的毒素，使之排出体外。

宜 豆腐与猪血搭配食用，既能补钙，又能减轻雾霾等有毒物质的伤害，真是一举两得。

忌 海带与猪血同时食用，易引起便秘。

· 鸡蛋 ·

鸡蛋含有大量的维生素、矿物质，而且鸡蛋中所含的蛋白质品质仅次于母乳，几乎囊括了人体所必需的各种营养，因而被称为"理想的营养库"。此外，鸡蛋具有滋阴养血、固肾填精等功效，常被作为孕妇、产妇滋补身体的保健食品。

人群宜忌

一般人均可食用，特别适合产后体虚者作为滋补之用。但是，发热病人不宜食用鸡蛋，以免加重症状而不利于疾病的康复。

烹调宜忌

宜 搅拌鸡蛋时，宜用筷子沿着一个方向搅打，并加入少许盐和淀粉，这样能使鸡蛋更加鲜嫩。

食用宜忌

忌 有的人为了让煮熟的鸡蛋能快速凉下来，将鸡蛋放入凉水中浸泡。这种做法是错误的。因为鸡蛋在煮的过程中很可能出现爆裂的现象，而凉水中含有细菌，如果用凉水浸泡鸡蛋，很容易使细菌进入鸡蛋之中，从而被人吃入体内，影响到人的身体的健康。

搭配宜忌

宜 益母草是活血祛瘀的良药，有调经固冲的作用，与有滋阴养血功能的鸡蛋合用，对血瘀型月经不调伴经血量少而不畅有改善作用。

宜 香椿搭配鸡蛋一起炒菜，滋补而不厚腻，芳香美味，非常适合春季养阳食用。

宜 小米、鸡蛋、红糖一起搭配煮粥，营养丰富，而且具有滋阴养血的功效，产妇适量食用，能改善虚寒体质，缓解寒凝血瘀所致的腹痛。

忌 鸡蛋中含有黏性蛋白，易与豆浆中的胰蛋白酶结合，阻碍蛋白质的正常分解，从而降低或阻碍人体对蛋白质的吸收。因此，鸡蛋不宜与豆浆一起食用。

• 鸭蛋 •

关于鸭蛋的功效，《本草纲目》说："鸭蛋味甘凉，能滋阴，清肺热。"《医林纂要》说鸭蛋"补心清热，止热咳，治喉痛、齿痛。百沸汤冲食，清肺火、解阳明热结"。现代研究还发现，鸭蛋含有丰富的维生素 B_2，是护肤、美肤的理想食材。

人群宜忌

一般人都可以食用。但是，鸭蛋中的胆固醇含量较高，因此高血压、高脂血症者不宜多吃。

烹调宜忌

宜 鸭蛋的吃法有很多，除平时常见的咸鸭蛋外，还可以将生鸭蛋搅散，倒入沸水中打成蛋花汤。

食用宜忌

忌 不宜食用未完全煮熟的鸭蛋，因为这样的鸡蛋含有对身体健康不利的细菌。

搭配宜忌

宜 鸭蛋与生津止渴、除湿清热、消脂减肥的绿茶相配，具有利水消肿、瘦身排毒的功效，非常适合水肿、肥胖者。

宜 用鸭蛋搭配大米煮粥，鲜香可口，而且具有滋阴润燥的功效，对肠燥便秘、口腔溃疡等具有缓解作用。

宜 鸭蛋搭配百合煮粥或者蒸熟，能清心润肺，对秋燥引起的咳嗽具有改善作用。

宜 冰糖和鸭蛋搭配做成鸭蛋羹，适量食用能清热解毒，缓解热毒蕴结型腮腺炎。鸭蛋羹做法：先将冰糖放入热水中搅拌融化，待水凉后打入鸭蛋搅匀，上笼蒸熟即成。

忌 鸭蛋不宜与桑葚同食，以免导致肠胃不适。

• 鹌鹑蛋 •

鹌鹑蛋虽然个头很小，但它含有丰富的蛋白质、卵磷脂、铁、维生素等营养物质，其所含的赖氨酸、胱氨酸等都高于鸡蛋，因而有"卵中佳品"之称。

人群宜忌

一般人都可以食用。但是，鹌鹑蛋的胆固醇含量高，中老年人特别是患有高血压、高脂血症者不宜多吃。

烹调宜忌

宜 鹌鹑蛋的烹调方式有很多种，可以腌渍、水煮等，最好的吃法就是蒸煮，这样能提高人体对其营养物质的吸收率。

搭配宜忌

宜 鹌鹑蛋与银耳搭配食用，具有补益脾胃、润肺滋阴的作用。

宜 桂圆与鹌鹑蛋一起食用，具有补益气血、强身健脑的功效，对血虚所致的失眠多梦、四肢冰冷有缓解作用。

养生佳肴推荐

桂圆鹌鹑蛋汤——让你面若桃花

女子以血为本，充足的气血是肌肤红润的前提。桂圆、樱桃是补血养血的佳品，与营养丰富的鹌鹑蛋一起炖汤，滋补效果极佳，非常适合爱美的女性食用，能让你面若桃花，美艳动人。

材料：樱桃 4 个，鹌鹑蛋 8 个，桂圆 50 克。

调料：盐适量。

做法：

1. 鹌鹑蛋煮熟去壳，桂圆去壳，樱桃洗净。

2. 锅置火上，加入适量清水，放入鹌鹑蛋、桂圆肉，调入盐煮透，点缀上樱桃即成。

常见水产

• 鲫鱼 •

鲫鱼又称"喜头鱼"，意即生子有喜时食用，民间常给产后女性炖食鲫鱼汤，有良好的催乳作用，对母体身体恢复也有很好的补益作用。鲫鱼所含的蛋白质质优、齐全、容易消化吸收，是身体瘦弱、倦怠乏力、抵抗力低下者的理想"补品"。

人群宜忌

一般人都可以食用。鲫鱼补虚，没有特别禁忌，但感冒发热期间不宜多吃，以免摄入过多蛋白质而不好消化，使热内储而不利于疾病痊愈。

烹调宜忌

宜 在处理鲫鱼时，除刮鳞抠鳃、剖腹去脏外，还应去掉其咽喉齿，这样的鲫鱼尤其是清炖、红烧时，其汤汁味道就会差一些，且泥味较重。

搭配宜忌

宜 丝瓜富含B族维生素，鲫鱼富含蛋白质，两者搭配炖汤，可健脑益智、提高记忆力。

宜 当归与鲫鱼搭配煮汤，可补虚损、强身体，还能缓解痛经，非常适合月经期的女性食用。

养生佳肴推荐

豆芽海带炖鲫鱼——消水肿、补身体

材料：鲫鱼1条，豆芽300克，海带结30克，盐、料酒、生姜、葱各适量。

做法：

1.将鲫鱼洗净，入油锅中煎至两面呈金黄色；豆芽、海带结洗净；生姜切片；葱切段。

2.将鲫鱼、豆芽、海带结、姜片、葱段放入炖盅内，加入清水炖熟，再加入调料调味即成。

• 鲤鱼 •

鲤鱼是我们日常生活中常见的淡水鱼之一，它肉质鲜美，富含优质蛋白质，而且脂肪含量高，具有滋补健胃、利水消肿、止嗽下气的功效，可帮助改善各种水肿、腹胀、少尿、黄疸等症。

人群宜忌

一般人都可以食用，尤其适合身体虚弱、水肿者食用。但是，感冒发热期间不宜多吃。

食用宜忌

宜 秋季时的鲤鱼肉爽皮滑、肥美鲜甜，此时的鲤鱼肉质最好、蛋白质含量最高，因此秋冬季节适量食用鲤鱼，能增进食欲，有滋补强身的作用。

搭配宜忌

宜 鲤鱼营养丰富，醋中富含有机酸。在炖鲤鱼的时候适量加一些醋，或者是将鲤鱼做成糖醋鱼，不仅可以补充营养，还可以振奋精神、缓解疲劳。

宜 红豆与鲤鱼搭配炖汤，具有利小便、消水肿、解热毒等功效。

宜 鲤鱼与冬瓜一同食用，不仅是一道鲜美的汤品，还是十分有益的滋补佳品。

养生佳肴推荐

杏仁红豆鲤鱼——天天都暖心

鲤鱼肉质细嫩、清润可口，搭配杏仁、红豆，能利水除湿，预防和缓解水肿。

材料：鲤鱼 1 条，红豆 200 克，杏仁、葱段、姜丝各适量。

调料：盐、料酒、白糖、植物油各适量。

做法：

1. 鲤鱼去鳞、鳃及内脏，洗净；红豆洗净，用清水浸泡 4 个小时。

2. 鲤鱼入热油锅中稍煎，捞出沥油，摆入鱼盘内。

3. 将红豆、杏仁放鱼腹中，鱼盘中放入调料和适量水，撒上葱段、姜丝，入蒸锅中，蒸至红豆、杏仁熟酥即成。

• 鳝鱼 •

鳝鱼肉质细嫩、鲜美，刺少肉厚，而且营养丰富，含有蛋白质、黄鳝素等多种营养物质，具有补中养血、治虚疗损、止消渴、健脾胃等多种功效。

人群宜忌

老少皆宜，身体虚弱、气血不足、糖尿病、高脂血症、冠心病等患者宜经常食用。但是，鳝鱼是发物，患有湿疹、瘙痒性皮炎者不宜食用。

食用宜忌

忌 不宜食用死鳝鱼，因为鳝鱼死后容易产生组胺，易引发中毒现象，不利于人体健康。

搭配宜忌

宜 鳝鱼与豆腐皆富含钙，同食可使钙的吸收量加倍，并有助于发挥鳝鱼所含维生素 A 的护眼功效。

宜 炒鳝鱼的时候加入适量泡椒，不仅具有去腥提味的效果，酸辣的口味还能提高人的食欲、促进消化。

忌 鳝鱼味甘、性热，且肥腻多脂；菠菜性偏寒。两者若搭配食用，容易导致腹泻。

养生佳肴推荐

彩色鳝鱼丝——丝丝绕绕的情愫

青椒丝、红椒丝红绿相间，搭配鳝鱼丝，这丝丝绕绕间总是引起无限的遐想。青椒、红椒的清甜，鳝鱼的细腻，也总是让人留恋。

材料：鳝鱼肉 250 克，青椒、红椒各 1 个，葱丝、姜丝各适量。

调料：料酒、盐、香油、植物油各适量。

做法：

1.青椒、红椒去蒂、子，洗净，切丝;鳝鱼肉洗净，用沸水氽烫去血污，捞出沥干，切成丝。

2.油锅烧热，放入葱丝、姜丝炒香，再加入鳝鱼丝、青椒丝、红椒丝煸炒，烹入料酒，加盐炒匀，淋入香油即成。

● 鲈鱼 ●

鲈鱼肉质细嫩、营养丰富，含有优质蛋白质、维生素 A、B 族维生素、钙、镁、锌、铜、硒等物质。《嘉祐本草》中记载："（鲈鱼）补五脏，益筋骨，和肠胃，治水气。"在日常生活中，鲈鱼因为其营养价值高和肉嫩刺少的特点而深受人们的欢迎，尤其适合正处于身体生长发育高峰期的少年儿童食用。

人群宜忌

一般人都可以食用。但感冒发热期间不宜多吃，患有皮肤病者不宜食用鲈鱼。

烹调宜忌

宜 鲈鱼切花刀窍门：鲈鱼肉质细密、纤维短、容易破碎，因此切鲈鱼时宜将刀口斜入，顺着鱼刺切，这样切出来的鱼肉就比较完整了。

宜 鲈鱼刺少，肉质细腻，最适合清蒸。

搭配宜忌

宜 鲈鱼与胡萝卜搭配食用，营养更加全面，具有增强体质、延缓衰老等功效。

宜 鲈鱼搭配豆腐炖汤或清蒸，能和肠胃、清心火，对更年期烦躁、失眠、多梦等有缓解作用。

养生佳肴推荐

苦瓜鲈鱼汤——养颜、养心佳品

苦瓜搭配鲈鱼炖汤，具有清热祛火、润肠排毒等功效，对心火上炎所致的失眠、多梦以及肠燥导致的消化不良、便秘等有缓解作用。

材料：鲈鱼 1 条，苦瓜 100 克，姜 3 片，冬瓜 50 克，葱丝适量。

调料：料酒、盐各适量。

做法：

1.将鲈鱼去除鱼鳞及内脏，洗净、切厚块；苦瓜对半切开，去子并洗净，切片；姜洗净，切丝；冬瓜洗净，切块。

2.锅中倒入适量水烧沸，放入鱼块、苦瓜片、冬瓜块及姜丝、料酒，以小火焖煮至软烂后加入盐调味即成。

• 墨鱼 •

墨鱼具有滋肝肾、补气血、清胃火的功效，能帮助人体化解食积导致的胃火。另外，墨鱼还是"血分药"，是辅助治疗女性贫血、血虚经闭、痛经的良药。

人群宜忌

一般人都可以食用，尤其适合月经不调、痛经、贫血、身体虚弱者。高血压、痛风、皮肤病、过敏体质者不宜食用。

烹调宜忌

宜 在清洗墨鱼前，最好将其泡在溶有小苏打粉的热水中，直至泡透，这样就能很容易去掉鱼骨、剥去鱼皮了。

搭配宜忌

宜 墨鱼与油菜搭配炖汤，味道清润可口、营养丰富，具有补血、润燥等功效，对月经不调、痛经等有缓解作用。

忌 墨鱼不宜与酸性饮料一起食用，以免破坏墨鱼中的蛋白质，影响人体对营养素的吸收和利用。

• 银鱼 •

银鱼含有丰富的蛋白质、脂肪、碳水化合物、多种维生素和矿物质等，堪称河鲜之首，是目前被国际营养学会认可的天然长寿食品，具有益脾、润肺、补肾、壮阳等功效。

人群宜忌

一般人均可食用，尤其适合体质虚弱、营养不良、消化不良及高血压、高脂血症者。

搭配宜忌

宜 银鱼与白萝卜搭配煮汤或炒菜，风味独特，而且具有促进消化、增强体质的功效。

宜 银鱼与蕨菜搭配炒菜，富含膳食纤维，具有润肠排毒、养颜瘦身等功效，非常适宜肥胖者、皮肤粗糙者食用。

宜 在炒鸡蛋的时候适当添加银鱼，不仅味道别具一格，而且补益效果更佳。

· 泥鳅 ·

泥鳅味甘、性平，具有补中益气、养肾生精、解毒化痔、消渴利尿等功效。现代研究发现，泥鳅肉质细嫩、味道鲜美，富含蛋白质及维生素 A，且脂肪含量很低，是一种高营养的补益佳品。

人群宜忌

一般人都可以食用，但脾胃虚寒、腹泻、感冒发热者不宜多吃，患有湿疹、皮炎等皮肤病的患者不宜食用。

烹调宜忌

⊙宜 泥鳅刚买回来不要立即烹调，宜先放入桶内，加适量清水，然后按照每 1500 克左右的泥鳅滴 2~3 滴菜油的比例添加菜油，泥鳅食入菜油后 1 个小时，会将泥沙吐净，此时再换水清洗，宰杀后再烹调。

搭配宜忌

⊙宜 泥鳅含有丰富的活性物质，豆腐含有钙、蛋白质等多种营养素，两者搭配炖汤，补益身体的效果很好。

⊙宜 泥鳅搭配黑木耳，具有补气养血、增强体质的功效，非常适宜气血虚弱的女性和身体虚弱的老人作为进补食用。

养生佳肴推荐

黄花泥鳅汤——湿热长夏，怎能少了它

汤汤水水不仅养人，只要用对食材，还能兼具保健的功效。就拿这道汤来说，泥鳅搭配黄花菜，不仅具有补益身体的作用，还能清热滋阴，在湿热的长夏食用，是最适宜不过的了。

材料：泥鳅 200 克，干黄花菜 50 克，香菇 5 朵，胡萝卜少许，姜片适量。

调料：盐、料酒、淀粉、植物油各适量。

做法：

1.用淀粉抓干泥鳅体表黏液，治净；干黄花菜用冷水泡发；胡萝卜洗净，切花；香菇用水泡发，洗净切片。

2.油锅烧热，爆香姜片，放入泥鳅煎至金黄，烹入料酒，加开水煮 10 分钟，下入黄花菜、香菇片、胡萝卜花再滚片刻，加盐调味即成。

• 带鱼 •

带鱼因形如带子而得名，其肉质细嫩、营养丰富，含有大量的蛋白质、维生素 A、不饱和脂肪酸、磷、钙、铁、碘等物质。中医认为，带鱼性温，味甘，具有暖胃泽肤、补气养血、强心补肾、舒筋活血、缓解疲劳、提精养神等功效。

人群宜忌

带鱼是老人、儿童、孕产妇的理想滋补食品，尤其适合久病体虚、营养不良、身体瘦弱者食用。但是，带鱼发疥动风，病人忌食。

烹调宜忌

忌 带鱼的表面有一层银白色油脂，常被当作鱼鳞而去除，其实这层油脂含有防癌抗癌物质，营养价值很高，不宜去除。

搭配宜忌

宜 带鱼含有优质蛋白质、不饱和脂肪酸、二十二碳六烯酸（DHA）和维生素 A 等多种营养物质，豆腐是植物蛋白质的理想来源，两者搭配，能为人体提供全面的营养，补益效果很好。

宜 带鱼与木瓜搭配食用，可为心血管系统提供丰富的镁、齐墩果成分，对高血压、心肌梗死等疾病有益。

宜 带鱼搭配苦瓜食用，具有保护肝脏、降酶的功效，肝病患者经常食用，能在一定程度上帮助遏制转氨酶的升高。

忌 带鱼含有蛋白质，石榴、柿子含有鞣酸，鞣酸与蛋白质结合可形成不易消化的物质，引起腹痛、恶心、呕吐等不适。因此，带鱼不宜与石榴、柿子等含有鞣酸的食物一同食用。

忌 带鱼和南瓜都含有许多对人体有益的营养物质，但两者若同食，可引发恶心、呕吐、胸闷等不适。

● 鱿鱼 ●

鱿鱼风味独特，含有丰富的蛋白质、钙、牛磺酸、磷、维生素 B_1 等多种人体所需的营养成分，其所含的必需氨基酸的组成接近全蛋白，可以说是海洋赐予人类的天然水产蛋白质，其价值毫不逊色于牛肉和金枪鱼。

人群宜忌

一般人都可以食用。但是，鱿鱼性寒，脾胃虚寒的人不宜多吃；高胆固醇血症、动脉粥样硬化等心血管疾病患者应慎吃；鱿鱼是发物，患有湿疹、荨麻疹等疾病的人忌食。

烹调宜忌

宜 鱿鱼易熟，因此炒鱿鱼时宜大火快炒，如果小火慢炒，就会容易出水，使鱿鱼肉质变得不够爽脆。

宜 鱿鱼出锅前宜用水淀粉勾薄芡，这样可以使鱿鱼更有滋味。

宜 干鱿鱼泡发窍门：宜先用清水浸泡几个小时，再刮去体表的黏液，然后用碱水泡发，再用清水洗净，即可烹调食用。

搭配宜忌

宜 将鱿鱼切丝，与黄瓜条搭配炒制，能为人体提供更为全面、均衡的营养。

宜 鱿鱼具有滋阴养胃、补虚润肤的功效，黑木耳具有养血活血的功效，搭配同食，能帮助女性红润肌肤。

宜 鱿鱼和青椒一同食用，具有滋阴养胃、促进消化的作用。

宜 鱿鱼和竹笋搭配食用，不仅能营养互补，还能提升菜肴的口感，帮助增进食欲。

宜 鱿鱼与银耳搭配食用，能润泽肌肤、延缓衰老，非常适宜更年期的女性。

忌 鱿鱼含有大量的蛋白质，茶叶含有单宁酸成分。如果两者同食，单宁酸成分易与蛋白质结合形成不易消化的物质，影响人体对蛋白质的吸收。

· 虾 ·

明代医家李时珍说"虾能壮阳道"。虾对性神经有全面强壮作用，性衰退的人多吃虾有助于产生正常的性冲动，维持正常的性功能。此外，虾还富含蛋白质、钙、锌等多种物质，经常食用，能补钙、健脑、强身、通乳，是不可多得的保健食物。

人群宜忌

一般人都可以食用，尤其适合身体瘦弱、病后体虚者；虾肉质细腻，容易消化，也适合儿童、孕产妇作为补益之用。

食用宜忌

忌 肉质疏松、颜色洋红、闻着有腥味的虾不够新鲜，不宜食用。

搭配宜忌

宜 虾富含蛋白质、钙、锌等多种元素，豆腐含有丰富的植物蛋白质，两者搭配，能为人体提供全面、均衡的营养，对高血压、动脉粥样硬化等具有食疗作用。

宜 韭菜有"壮阳草"之誉，具有温中开胃、补肾助阳等功效，与虾搭配食用，壮阳效果更佳。

宜 烹调虾的时候，加入适量大葱，不仅能增香提味，还能起到温中益气的功效。

养生佳肴推荐

韭菜炒虾仁——温肾助阳、益脾健胃

韭菜和虾都是温肾助阳、益脾健胃的佳品，两者搭配成菜，在春季食用是最好不过的了。

材料：韭菜 1 把，虾仁 200 克，姜适量。

调料：料酒、盐、植物油各适量。

做法：

1.韭菜择洗干净，切成段；姜洗净，切丝；虾仁洗净，用料酒、盐腌渍片刻。

2.锅中加植物油，烧热，下姜丝煸炒出香味，然后下虾仁、料酒翻炒至虾仁变色，再下韭菜炒软，加盐调味即成。

• 螃蟹 •

金秋时节，持蟹斗酒、赏菊吟诗，真是人间乐事。可见，中国人吃螃蟹有着非常悠久的历史。"一盘蟹，顶桌菜"，螃蟹也是大家公认的食中珍味。其实，螃蟹不仅美味，而且营养丰富，富含优质蛋白质，具有清热散结、通脉滋阴、生精壮骨等功效。

人群宜忌

一般人都可以食用。但是螃蟹属于发物，病人以及患有皮肤病的人不宜食用；螃蟹含有易致过敏物质，过敏体质者不宜食用；螃蟹性寒，脾胃虚寒者及孕妇不宜食用。

烹调宜忌

宜 在烹饪螃蟹之前，宜将螃蟹放入淡盐水中浸泡30分钟，待螃蟹吐出污水和杂质再洗净烹饪。

宜 取螃蟹肉窍门：将生螃蟹去壳，然后用开水浸烫3分钟左右，这样蟹肉就很容易取下来了。

宜 煮螃蟹的时候，加入一些紫苏叶、生姜，不仅能去腥，还能中和螃蟹的部分寒性。

食用宜忌

忌 不宜食用螃蟹的鳃、胃、心、肠等脏器，以免食入细菌而危害身体健康。

搭配宜忌

宜 在吃螃蟹的时候蘸生姜汁，能御寒、解毒，还有利于促进人体对营养的吸收和消化。

宜 螃蟹与鸡蛋都含有对人体有益的营养物质，两者搭配，尤其是用蟹黄炒鸡蛋，美味可口，而且所含的蛋白质组合相得益彰，补益效果更佳。

宜 将大蒜与螃蟹搭配烹饪，或者在吃螃蟹时蘸蒜汁，可益气解毒。

宜 螃蟹与芹菜都具有清热解毒的功效，两者搭配食用，能清热毒、增强体质。

忌 螃蟹、土豆不宜搭配食用，以免引发不适。

• 蛤蜊 •

蛤蜊有"天下第一鲜""百味之冠"等美誉，不仅味道鲜美无比，而且富含蛋白质、铁、钙等多种营养物质，是滋阴润燥、利水消肿、软坚散结的佳品。

人群宜忌

一般人都可以食用，尤其适合肥胖、水肿者。需要注意的是，蛤蜊性寒，脾胃虚寒、腹泻者不宜多吃。

烹调宜忌

（宜）蛤蜊买回来之后，宜放入淡盐水中浸泡，待泥沙吐净后再进行烹调。

（忌）蛤蜊本身极富鲜味，烹饪时不需加味精或鸡精，以免失去原有的鲜味。

搭配宜忌

（宜）蛤蜊滋阴润燥，豆腐清热解毒。两者搭配，能缓解肠燥、肺燥引起的便秘、咳嗽、皮肤粗糙等现象。

（宜）蛤蜊与韭菜搭配食用，不仅能预防和缓解肠燥便秘，还对潮热、阴虚盗汗有缓解作用。

• 牡蛎 •

牡蛎富含蛋白质、锌等多种营养物质，有"海里的牛奶"之美誉。经常食用牡蛎，可以防止皮肤干燥，促进皮肤新陈代谢，分解黑色素，是难得的美容佳品。

人群宜忌

一般人都可以食用。但牡蛎性寒，脾胃虚寒、腹泻者不宜多吃；对海鲜过敏的人不宜吃牡蛎。

烹调宜忌

（忌）不宜生吃牡蛎，因为牡蛎体内常有多种细菌、病毒和寄生虫等致病微生物，生吃容易将这些致病微生物吃入体内而感染疾病。

（忌）烹调牡蛎的时候，不宜加太多的盐和味精，以免影响其本身的鲜味。

搭配宜忌

（宜）牡蛎与豆腐搭配炖汤，味道鲜美，营养丰富，能为人体提供蛋白质、钙、锌等重要的营养物质。

（宜）牡蛎与冬瓜搭配，利尿消肿效果更加，适宜水肿者食用。

·田螺·

田螺味道爽脆，而且营养丰富，《本草拾遗》中对田螺的功效进行了详细的阐述："煮食之，利大小便，去腹中结热，目下黄，脚气冲上，小腹结硬，小便赤涩，脚手浮肿；生浸取汁饮之，止消渴；碎其内敷热疮。"

人群宜忌

一般人都可以食用。但田螺性寒，脾胃虚寒、腹泻者不宜食用；患有风寒感冒时不宜食用田螺。

烹调宜忌

宜 田螺买回来之后宜用清水养1~2天，每半天换一次水，待田螺把体内的废物排净再烹调食用。

搭配宜忌

宜 田螺与大葱搭配，可清热解酒。在喝酒之前适量食用，能预防醉酒。

宜 田螺配红酒，不仅风味独特，而且能除湿解毒、清热利水，对痔疮、水肿等有缓解作用。

·甲鱼·

甲鱼无论蒸煮、清炖，还是烧卤、煎炸，都风味香浓、味道独特。甲鱼营养丰富，食疗价值很高，具有"滋肝肾之阴,清虚劳之热"的功效。

人群宜忌

一般人都可以食用。但肾病患者不宜吃甲鱼，以免血尿氮素水平升高，引起钙、磷失调而加重病情；甲鱼性寒，脾胃虚寒的人不宜食用，孕妇也不宜食用。

搭配宜忌

宜 甲鱼肉能滋阴凉血，枸杞子滋补肝肾、益精明目。两者搭配，对肝肾精血不足所致的腰膝酸软、眩晕耳鸣等症有缓解作用。

忌 甲鱼、兔肉性质偏寒，如果搭配食用，寒上加寒，容易导致腹泻，因此两者不宜同食。

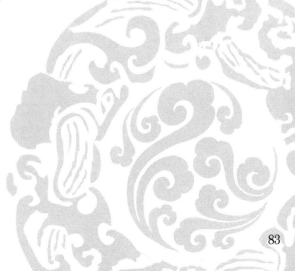

• 海带 •

海带营养丰富，含有钙、铁、碘等多种营养素，常吃能预防甲状腺肿大。另外，海带所含的海带胶质可促使侵入人体的放射性物质从肠道中排出，从而起到清洁肠道的作用。

人群宜忌

一般人均可食用，没有特别禁忌。

烹调宜忌

（宜）海带表面的黏液黏附了不少细菌，因此在烹饪海带之前，宜用清水浸泡2~3小时，将海带表面的黏液除净，然后再烹调食用。

搭配宜忌

（宜）海带搭配芹菜做成凉拌菜，具有安定情绪、消除烦躁、降低血压的功效，非常适宜更年期女性食用。

（宜）海带搭配排骨炖汤，能为人体提供丰富的钙、铁、磷、碘等营养物，具有增强体质、暖身驱寒的功效。

（宜）冬瓜搭配海带，具有清热解毒、润肠通便、利水消肿的效果。

• 紫菜 •

紫菜中含有大量的碘、钙、锌、锰等物质以及多种的维生素，被誉为"藻类之冠"，具有防老化、防贫血、缓解夜盲症、防癌抗癌、促进骨骼生长等多种作用。

人群宜忌

一般人都可以食用，没有特别禁忌。

搭配宜忌

（宜）紫菜搭配鸡蛋煮成蛋花汤或炒菜，不仅能为人体提供丰富的营养，还具有调节内分泌、促进骨骼发育、预防骨质疏松、改善记忆力、补铁养血等功效。

（宜）煮紫菜汤时适当加一些虾皮，能钙、碘同补，对缺铁性贫血、骨质疏松等病症有利。

（忌）紫菜富含钙离子，与含有大量鞣酸的柿子同食容易产生不溶性化合物，引发不适。因此两者不宜搭配食用。

常见调料

·葱·

葱是做菜时最常用的佐料之一，炖肉、炒菜、蒸鱼、炖汤等都离不开它。它不仅能除腥，让菜肴更香，还有很好的药用价值。中医认为，葱性微温，味辛，具有发表通阳、解毒调味的作用。春季时多吃一些葱，可以补阳散寒。另外，葱中含有的葱蒜辣素有较强的杀菌作用，能帮助人体抵御病毒性感冒的侵袭，降低患流行性感冒的发生率。

人群宜忌

一般人都可以食用，尤其适合体质虚寒、四肢冰凉者。需要注意的是，葱性温，一次不宜吃得过多，以免上火；患有口腔溃疡、肠燥便秘者不宜多吃；孕妇不宜多吃。

搭配宜忌

宜 在烹饪海鲜时适当加入一些葱，不仅去腥提味，还能中和海鲜的一部分寒性，让食材性质更加平和，从而减少其对肠道的刺激。

宜 葱与红糖搭配食用，具有温胃散寒的功效，适合冬季暖身、血瘀痛经时食用。

宜 炒牛肉的时候放入一些葱，能让菜肴更香，而且还具有消肿止痛、祛风散寒、强身健体等功效。

养生佳肴推荐

葱白豆豉汤——发汗解表、预防感冒

葱白具有发汗解表的功效，其所含的苹果酸、磷酸等会刺激血液循环，使新陈代谢加快；豆豉富含蛋白质，还能解表散寒。两者搭配，可帮助预防感冒，还可缓解感冒引起的头痛、鼻塞、发热等。

材料：葱白4~5根（连根须），豆豉20~30克。

做法：将葱白、豆豉放入砂锅中，加入适量水煎取药汁，趁热服用。

· 姜 ·

俗话说"冬吃萝卜夏吃姜"，姜有很多保健作用。姜含有挥发性姜油酮和姜油酚，具有活血、祛寒、除湿、发汗等功能。适量吃姜，可促进血液循环，使全身发热出汗，能预防和缓解流行性感冒，还能祛除暑湿，预防湿热郁结而导致的各种病症。

人群宜忌

一般人都可以食用。但姜性温，肠燥便秘、实火炽盛、口腔溃疡、风热感冒、胃肠溃疡者不宜多吃。

食用宜忌

宜 姜宜连皮食用，因为姜皮含有一定量的营养，连皮食用能发挥姜的整体功效。

忌 外表微黄、切口相对比较白嫩，且表皮已经脱落的姜，大多是被硫黄熏烤过的，不宜食用。

忌 姜一次不宜吃得过多，以免刺激肠胃、肾脏而影响身体健康。

搭配宜忌

宜 姜搭配甘蔗榨汁，具有生津止呕的功效，适合孕早期恶心、呕吐反应比较强烈的女性食用，但要注意不要喝得过多。

宜 将姜剁成蓉，与松花蛋搭配做成姜汁皮蛋，清香可口，味道独特，很适合当下饭菜。

宜 炖羊肉汤的时候加入一些生姜，不仅能去腥增香，还能祛湿气、避寒冷、暖心胃、补元阳，对补充阳气、增强体质有益。

宜 姜搭配红枣、枸杞子泡茶，能补气养血、养肝明目、暖身驱寒，对肝血亏虚导致的视线模糊、面色苍白、四肢冰冷等症具有缓解作用。

忌 姜、白酒有一定的刺激作用，两者如果同食，可刺激肠胃而引发不适。因此，姜与白酒不宜同时食用。

• 蒜 •

蒜味道辛辣，有强烈的刺激性气味，是烹饪中不可缺少的调味品。经常吃蒜，能清除肠胃有毒物质，增进食欲，加速消化；还能抗菌消炎，预防和缓解流行性感冒。

人群宜忌

一般人都可以食用。但蒜性温，辛辣燥热，肠燥便秘、阴虚体质者不宜多吃；蒜对肠胃有一定的刺激性，患有肠胃溃疡疾病者不宜多吃。

烹调宜忌

（宜）炒青菜时宜在出锅前放蒜，这样能使蒜的香气散发出来，又不至于因高温加热使蒜中的营养成分流失。

食用宜忌

（宜）如果没有胃部不适症状，宜适量吃生蒜，这样能更好地发挥大蒜素杀菌解毒的功效。

（宜）大蒜适宜捣碎或切成薄片，并在空气中暴露 15~20 分钟后再吃，以让大蒜充分氧化，在有氧环境中与大蒜酶起反应，产生大蒜素。

搭配宜忌

（宜）炒菠菜、油麦菜等青菜时，加入适量的蒜，不仅能使菜肴更香，而且能刺激人的唾液分泌，具有开胃、促进消化、杀菌等功效。

（宜）烹饪肉类时宜加入一些蒜，以发挥蒜的杀菌功能。

（宜）蒜能解毒散寒、除风化痰，搭配润肺止咳的冰糖，有散寒、宣肺、止咳的作用。

（宜）黑木耳是肠道的"清道夫"，能吸附残留在胃肠道的灰尘、杂质，通过粪便排出体外，而蒜具有杀菌解毒的功效。两者搭配食用，具有清肠涤胃、润肠排毒的功效。

（忌）做鲫鱼时不宜加蒜，以免破坏鲫鱼的口感和风味。

·香菜·

香菜具有芳香健胃、祛风解毒之功效，能有效缓解感冒症状，还能利便、利尿。另外，香菜还具有促进周身血液循环的作用。香菜的食用方法很多，通常当佐料食用，炒菜、煮汤、煮粥的时候不妨多放一些香菜。

人群宜忌

一般人都可以食用。但香菜性温，如果有上火症状，或出现便秘、口腔溃疡、目赤肿痛等症状，则不宜多吃香菜。

烹调宜忌

宜 香菜容易被煮烂，所以宜在菜肴即将出锅的时候再放入。

搭配宜忌

宜 香菜、黄瓜、洋葱等搭配在一起做成老虎菜，菜肴芳香可口，而且具有开胃生津、促进消化等作用。

宜 炖鲫鱼汤时，在鱼汤即将出锅时撒入适量香菜，能增香提味、提高食欲。

·辣椒·

辣椒因含有辣椒素而有辣味，能促进唾液分泌、增进食欲，还能祛寒暖身，预防和缓解风寒感冒。此外，辣椒中维生素C的含量在蔬菜中居前列，是一种比较受大众喜爱的蔬菜和调料。

人群宜忌

一般人都可以食用。但是辣椒辛辣刺激，患有肠道溃疡疾病者不宜食用；患有肠燥便秘、口腔溃疡、肺燥咳嗽、风热感冒等疾病的人不宜食用。

搭配宜忌

宜 炒白菜的时候加入一些辣椒，能让平淡、没有味道的白菜变得丰富可口，具有提高食欲、促进消化的功效。

宜 鸡蛋富含蛋白质、钙、铁等营养物质，辣椒富含维生素C，两者搭配，能促进人体对营养物质的吸收。

食用宜忌

宜 辣椒的吃法有很多，可以炒菜时作为佐料添加，还可以与黄豆发酵后做成辣椒酱。

忌 辣椒属于辛辣刺激性食物，对胃有刺激性，因此空腹的时候不宜食用辣椒，且一次吃辣椒不宜过多，以免刺激肠胃引起不适；辣椒性热，吃得太多容易引起上火。

· 花椒 ·

花椒是中国特有的香料，既香醇又麻、辛、辣，无论红烧还是卤味，无论是做小菜、四川泡菜还是鸡鸭鱼羊牛肉等，它都是不可或缺的佐料。花椒具有温中散寒、除湿止痛、抗衰老、降血压等功效，寒性体质者宜适量食用花椒。

人群宜忌

一般人都可以食用。但是花椒性质燥热，阴虚体质、实热性体质的人都不宜食用；有上火症状的人、孕妇不宜多吃。

搭配宜忌

宜 用花椒搭配大米煮粥，具有温中散寒、祛湿止痛的功效，对胃寒引起的胃痛、腹泻等有缓解作用。

宜 花椒、大料都属于温性之品，具有温阳散寒、理气止痛的功效，经常用来煮水喝，能温暖脾胃，缓解脾胃虚寒引起的胃痛、腹泻等症。

· 油 ·

油是我们日常饮食中必不可少的调味品，油脂渗透至食物的组织内部，不仅改善了菜肴的风味，并且补充了某些低脂肪菜肴的营养成分，从而提高了菜肴的营养价值。

宜吃植物油，少吃动物油

猪油、牛油等动物油含有大量的饱和脂肪酸，而饱和脂肪酸是血管硬化、胆固醇升高的罪魁祸首；而植物油含有对人体有益的不饱和脂肪酸，因此宜作为日常用油的选择。

宜各种植物油混合食用

大豆油、玉米油、葵花子油中，ω-6 系列不饱和脂肪酸较高；亚麻油、紫苏油中 ω-3 不饱和脂肪酸含量较高。为了保证各种不饱和脂肪酸摄入均衡，宜各种植物油混合食用。

每天吃两勺油足够满足身体的需求

吃油，也就意味着摄入油脂。通常，每天保证 20~25 克食用油的摄入即可满足身体的需求。

· 盐 ·

盐是人们日常生活中不可缺少的食品，也是调味品中用得最多的，号称"百味之王"。放盐不仅能增加菜肴的滋味，还能促进胃肠道消化液的分泌，增进食欲。

"盐"多必失，全天不超 6 克盐

人不可一日无盐，但如果盐吃得过多，容易导致身体里的钾钠失去平衡，出现水肿、血压升高、口渴等表现。因此，每天应控制好盐的摄入，以不超过 6 克为宜。

把握好放盐的时机

炒青菜时，宜在菜即将出锅时放盐，这样能减少蔬菜中维生素及其他营养物质的损失。

如果是做肉菜，可以在炒菜的过程中加入少量的盐，不仅能调味，还能增香。剩余的盐可在出锅前放，这样能使菜肴更加美味。

注意与其他调味品的搭配食用

我们在做菜时，很可能还会用到其他调味品，如酱油、豆腐乳、耗油等，在放盐时要考虑到这些调味品所带有的咸味，把控好放盐的量。

· 味精 ·

味精，又名味之素，化学名谷氨酸钠。味精溶于水时，会散发类似肉的香味，可增添食物鲜味，刺激味蕾。因此，味精成为日常生活中经常使用的调味品之一。

每道菜使用味精量宜低于 0.5 克

味精投放过多，会使菜肴产生苦涩的怪味，而且还会使人出现头痛、恶心等不适，因此使用味精时宜把握好量，每道菜不要超过 0.5 克。

把握好放味精的时间

味精宜在菜肴即将出锅时放入，因为在 120℃高温下，味精会分解成为焦谷氨酸钠，失去鲜味。

哺乳期妈妈、婴幼儿不宜食用味精

哺乳期妈妈如果食用味精，大量的谷氨酸钠会通过乳汁进入婴儿体内，使婴儿血液中的锌转变成谷氨酸锌，通过尿液排出体外，从而导致缺锌。因此，哺乳期的妈妈、婴幼儿不宜食用味精。

·芥末·

芥末微苦，辛辣芳香，对口舌有强烈刺激性，味道十分独特，可用作泡菜、腌渍生肉或拌沙拉时的调味品，也可与生抽一起使用，充当生鱼片的美味调料。

人群宜忌

一般人均可食用。但患有高血压、心脏病、胃炎、消化道溃疡、眼睛炎症等疾病者不宜食用；孕妇不宜食用芥末。

食用宜忌

（宜）烹调时宜酌量添加芥末，一次加得太多容易伤胃。

（忌）如果芥末有油脂渗出，并且味道变苦，说明已经变质，不宜食用。

搭配宜忌

（宜）腌白菜的时候，适当放一些芥末，能使白菜爽脆、香辣，而且具有解腻通气的功效，是冬春两季的时令佳肴。

（宜）猪肚丝配芥末，清脆爽口、香辣开胃，非常适合食欲不振的人食用。

·醋·

醋古时被称为"苦酒"和"食总管"，是一种发酵的酸味液态调味品，具有抗菌消炎、促进消化、提高食欲、延缓人体衰老、预防感冒、降低血脂等功效。

人群宜忌

一般人都可以食用。醋对牙齿有刺激性，牙齿酸痛者不宜多吃醋或糖醋菜；胃溃疡、胃酸过多者不宜吃醋。

烹调宜忌

（忌）醋在长时间高温加热的情况下容易挥发而失去酸味，因此做菜时要把握好放醋的时机，不要放得过早。

搭配宜忌

（宜）大白菜富含分解酒精必需的维生素，醋和酒能在体内形成乙酸乙酯。醋和大白菜搭配做成口感酸甜的醋腌大白菜，具有预防醉酒、解酒的作用。

（宜）黄瓜打成汁，加少许醋调味，具有清热消炎、保肝排毒等功效，适宜更年期肝火上亢者食用。

•酱油•

酱油色泽呈红褐色，有独特的酱香味，不仅可以作为调味品食用，还含有丰富的营养，如糖、多肽、氨基酸、维生素、盐等，具有咸味、鲜味、香味，能增进食欲。

人群宜忌

一般人都可以食用。但是，酱油含有一定的盐和糖，高血压、糖尿病患者不宜多吃。

烹调宜忌

宜 酱油有老抽和生抽两种：生抽口味较咸，用于提鲜；老抽口味较淡，用于提色。

食用宜忌

宜 虽然从理论上讲，酱油可以直接食用，但是在生产、贮存、运输、销售的过程中，有可能会受到污染，甚至带有引发肠道传染病的致病菌，尤其是散装酱油，问题更加突出。高温能杀掉一部分细菌，因此酱油宜熟吃。

•白糖•

白糖是由甘蔗和甜菜榨出的糖蜜制成的精糖，甜度很高，是日常生活中菜肴、甜点等调味必不可少的调味品之一。正确使用白糖调味，不仅有让菜肴口感更好，还具有提高食欲的作用。

人群宜忌

一般人都可以食用。但白糖甜度高，不适合糖尿病、高血压以及肥胖者食用。

烹调宜忌

宜 炒苦瓜时加点白糖，再淋少许醋，不仅减轻苦瓜的苦味，烹成的菜吃起来还特别清香可口。

宜 用酱油烧菜，往往有酸味，如果在烧菜的过程中稍微加点糖，菜肴就不会显得发酸了。

宜 炒菜的时候，如果放盐多了，适当加点儿糖，能中和一部分咸味。

宜 制作糖醋菜肴，主要的调料就是糖和醋，以及盐、糖和醋混合，可产生一种类似水果的酸甜味，十分开胃可口。

• 红糖 •

红糖就是带蜜的甘蔗成品糖，因没有经过高度精练，几乎保留了甘蔗汁中的全部成分，除了具备糖的功能外，还含有维生素和多种矿物质，如铁、锌、锰、铬等，营养价值比白砂糖高。

人群宜忌

一般人都可以食用，尤其适合贫血、面色苍白、四肢冰冷、身体虚弱者食用；红糖也常作为产后调养品。红糖糖分含量高，性温，糖尿病、肥胖者不宜多吃，实火伴便秘、口腔溃疡、目赤肿痛者不宜多吃。

搭配宜忌

宜 艾叶搭配红糖，具有舒筋活血、止痛散结的功效，对手腕疼痛、手臂酸痛发麻等有缓解作用。

宜 山楂搭配红糖食用，具有健脾温胃、促进消化的作用，常用于缓解油腻肉食引起的食积。

宜 干姜、红枣搭配红糖，具有温经散寒、和血通经的功效，适用于寒性腹痛、痛经者。

• 蜂蜜 •

有那么一句老话："蜂蜜水，润春燥。"蜂蜜有滋阴润燥、润肠排毒的功效。每天晨起喝1杯蜂蜜水，可润滑肠道、促进排便，改善便秘情况。

人群宜忌

一般人均可食用，尤其适合肺燥咳嗽、肠燥便秘、失眠者食用。未满1岁的婴儿不宜吃蜂蜜；糖尿病患者不宜多吃蜂蜜。

食用宜忌

宜 蜂蜜宜用温开水或凉开水冲调。蜂蜜含有丰富的酶、维生素和矿物质，如果用沸水冲饮，会破坏其中的营养成分。

搭配宜忌

宜 蜂蜜搭配柚子做成蜂蜜柚子茶，具有清热、解毒、润燥等功效。

宜 薄荷搭配蜂蜜泡茶饮用，具有清热解暑、提神除烦的功效，非常适宜夏季暑热时食用。

宜 在柠檬水中适量加些蜂蜜，甜甜润润，具有润肠通便、润肺止咳等功效。

管好菜篮子，你吃对了吗

常见饮品

·绿茶·

绿茶是指采摘茶树新叶或芽，未经发酵，经杀青、整形、烘干等典型工艺制作而成的产品。因为未经发酵，保留了较多的营养，常喝具有防衰老、防癌、抗癌、杀菌、消炎等功效。

人群宜忌

一般人都可以饮用。绿茶性质偏寒，胃寒的人不宜多饮；如果正在服药，也不宜饮用绿茶。

食用宜忌

宜 冲泡绿茶时，宜用80~90℃的开水冲泡。水温过高容易破坏绿茶中的营养成分，水温过低茶叶不易泡开。

忌 茶叶在种植与加工过程中易受到农药等有害物质的污染，表面可能有一定的残留，因此头遍茶不宜饮用。

忌 空腹喝茶可稀释胃液，降低消化功能，致使茶叶中不良成分大量入血，引发头晕、心慌、四肢无力等症状。因此，不宜空腹喝茶。

·红茶·

红茶属于全发酵茶，因其茶汤以红色为主而得名。红茶性温，具有帮助胃肠消化、促进食欲、利尿、消除水肿、保护心脏功能等多种功效。

人群宜忌

一般人都可以饮用。红茶性温，有肠燥便秘、肺燥咳嗽、干咳无痰、口腔溃疡者不宜多饮。

食用宜忌

宜 新红茶宜放置一段时间再饮用。因为新茶中含有较多未经氧化的多酚类、醛类及醇类等物质，对人的胃肠黏膜有刺激作用。

宜 由于茶叶在栽培与加工过程中受到农药等有害物的污染，茶叶表面总有一定的残留，因此喝红茶之前宜先洗茶。

忌 茶叶中含有茶碱，有升高体温的作用，发热病人喝茶无异于"火上浇油"，因此发热期间不宜喝红茶。

· 白酒 ·

白酒香气浓郁，具有活血通脉、助药力、增进食欲、消除疲劳、御寒提神等功能。适量饮用，可以促进血液循环，延缓胆固醇等脂质在血管壁的沉积，对循环系统及心脑血管健康有利。

人群宜忌

一般人都可以饮用。但未成年人、酒精过敏者、孕妇、哺乳期妈妈不宜饮用；饮酒过量可使血压升高，患有高血压的人不宜多喝。

烹调宜忌

宜 烹调菜肴时，如果加醋过多，味道太酸，只要再往菜里洒一点白酒，即可减轻酸味。

宜 烹调海鲜、肉类等菜肴时，可加点儿酒，酒能解腥起香，使菜肴鲜美可口。

食用宜忌

忌 空腹时饮酒可影响蛋白质的摄入，导致肝脏受损，使人容易患肝硬化。因此，不宜空腹饮酒。

· 啤酒 ·

啤酒是以大麦芽、酒花、水为主要原料，经酵母发酵作用酿制而成的饱含二氧化碳的低度酒，被称为"液体面包"，是一种低浓度酒精饮料。同其他酒类相比，啤酒乙醇含量最低，因此喝啤酒不容易醉酒伤人，适量饮用还对身体有益。

人群宜忌

一般人都可以饮用，但消化道疾病、肝脏疾病患者不宜饮用；孕妇、婴幼儿、老年人、脾胃虚寒的人也不宜饮用啤酒。

搭配宜忌

忌 饮用啤酒的同时不宜食用海鲜。因为海鲜中含有嘌呤、甘酸，啤酒富含维生素 B_1，维生素 B_1 是嘌呤、甘酸分解代谢的重要催化剂，会使血中的尿酸含量增加。一旦尿酸不能及时排出，就会以钠盐形式积存在体内而引发痛风或形成结石。

忌 啤酒和白酒不宜混着喝。如果两者混着喝，就会加速白酒中的酒精在体内的吸收，对肝、胃、肠、肾等器官发生强烈的刺激和伤害，易发生酒精中毒。

• 咖啡 •

咖啡，英文称为 Coffee，与茶叶、可可并称为世界三大饮料植物。在阿拉伯语中，咖啡的意思是"力量与热情"。适量饮用咖啡能提神解乏，使人精神焕发。

人群宜忌

一般人都可以食用。但患有高血压、冠心病、动脉粥样硬化等疾病的人不宜饮用；孕妇、婴幼儿、老年人不宜饮用咖啡。

食用宜忌

（宜）咖啡宜在上午 10 点左右饮用。一杯浓浓的咖啡能帮助人体补充能量，振奋精神，使人焕发活力。

（忌）临睡前不宜饮用咖啡，以免咖啡中的咖啡因使大脑过度兴奋而影响睡眠，严重的还可能导致失眠、多梦、神经衰弱等病症。

搭配宜忌

（宜）鸡蛋磕入碗中，搅散，加入适量咖啡、水搅匀，上蒸锅蒸熟，待温凉后加入适量蜂蜜，味道甜蜜可口，具有开胃生津的功效。

（宜）咖啡搭配点心食用，具有增强体力、暖身提神的功效，非常适合当下午茶饮用。

（忌）喝咖啡的时候不宜喝茶，以免茶和咖啡中的鞣酸、单宁酸作用，影响身体对钙、铁的吸收。

（忌）正在服用布洛芬药物的人不宜喝咖啡，以免刺激胃黏膜，引发不适。

（忌）咖啡不宜与白酒一同饮用。白酒含有酒精，咖啡含有咖啡因，两者若一同饮用，会使大脑由极度兴奋转入极度抑制，刺激血管扩张，加速血液循环，大大增加心脏负担。

• 牛奶 •

牛奶是日常生活中深受人们喜爱的饮品之一，被誉为"白色血液"。牛奶富含蛋白质、脂肪、糖类及维生素等人体必需的营养素，经常喝能补充营养，强壮骨骼、营养肌肤、滋阴润燥，为身体提供营养、带来美丽。

人群宜忌

一般人都可以饮用，没有特别禁忌。有些人对牛奶过敏，喝了之后容易腹泻，这类人群不宜喝牛奶。

烹调宜忌

(宜) 牛奶加热窍门：用旺火煮牛奶，牛奶将要煮沸时马上离火，然后再加热，如此反复 3~4 次，既能保持牛奶的营养，又能有效地杀死牛奶中的细菌。

(忌) 袋装牛奶不宜长时间浸泡在热水中加热，这样会破坏牛奶中的营养成分，而且在高温下，塑料袋中的一些化学物质易分解产生对人体有害的物质。

食用宜忌

(宜) 晚上睡觉前 30 分钟宜喝一杯温热的牛奶，能镇静安神、促进睡眠。

(忌) 牛奶不宜冷冻后饮用。因为牛奶受冻后会影响其组织状态，而且口感稀薄，没有鲜牛奶的自然香气。

搭配宜忌

(宜) 燕麦片搭配牛奶，具有补钙、促进生长发育的作用，非常适宜老年人和少年儿童食用。

(宜) 牛奶搭配粳米煮粥，既可增强健脾养胃的功效，又能延缓食物在肠胃内的消化吸收，加强补益作用。

(忌) 牛奶中不宜添加果汁等酸性饮料，以免酪蛋白发生凝固、沉淀，难以被人体消化吸收，严重者还可能导致消化不良或腹泻。

• 酸奶 •

新鲜牛奶经过巴氏杀菌后，添加有益菌（发酵剂），经过发酵后，再冷却罐装，即成酸奶。酸奶不仅保留了牛奶所有的优点，而且经过发酵后还能扬长避短，增加对人体有利的益生菌。适量饮用，能起到调理肠道、促进消化、润泽肌肤、解暑止渴、防癌抗癌等作用。

人群宜忌

一般人都可以食用，没有特别禁忌。

食用宜忌

宜 午饭1小时后喝1杯酸奶，能放松心情，还能促进消化。

宜 晚饭后睡觉之前适量饮用酸奶，能促进人体对食物中钙的吸收，还能促进消化，预防和缓解便秘。

忌 如果在空腹状态下饮用酸奶，可刺激胃肠道，因此不宜空腹喝酸奶。

忌 饮用酸奶时不宜加热，因酸奶中的有效益生菌在加热后会大量死亡，营养价值降低，味道也会有所改变。

• 豆浆 •

豆浆是一种老少皆宜的营养饮品，在欧美享有"植物奶"的美誉。豆浆含有丰富的植物蛋白和磷脂，还含有维生素 B_1、维生素 B_2、烟酸、铁、钙等物质，适量常喝对身体十分有益。

人群宜忌

一般人都可以食用。但是豆浆性寒，脾胃虚寒、腹胀、腹泻的人不宜喝；肾脏功能不好的人不宜喝豆浆。

食用宜忌

宜 豆浆宜煮熟后饮用。没有煮熟的豆浆含有有毒物质，会导致蛋白质代谢障碍，甚至还有可能引起中毒。

忌 忌用保温瓶装豆浆，以免细菌繁殖使豆浆变质。

搭配宜忌

宜 喝豆浆的同时吃一些馒头、面包等淀粉类食物，能够促进人体对营养物质的充分吸收。

忌 豆浆中不宜加入红糖，以免红糖中的有机酸和豆浆中的蛋白质结合而产生沉淀物，破坏两者的营养价值。

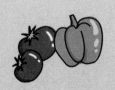

一日三餐该怎么吃

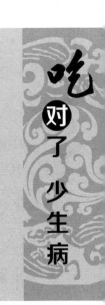
汽车不加油就没有动力，人不吃饭就没有力气活动。吃饭是我们再熟悉不过的事情了，一日三餐，每天都在经历。但是，正是这常见而简单的一日三餐，要想吃好却不是一件容易的事情！只有合理地分配三餐，根据个人情况，科学选择食物，正确烹调，才能发挥食物最大的补益作用。

谨遵"膳食宝塔"平衡膳食

• 人体最需要的营养素 •

蛋白质：生命物质的基础

对于大多数人来说，每天摄入 60~70 克的蛋白质足以满足身体的需求。牛奶、豆腐、豆浆所含的蛋白质，其氨基酸成分与人体蛋白质十分接近，而且容易被人体消化吸收，是补充蛋白质的最佳选择。

脂肪：人体的"发动机"

脂肪是人体能量的重要来源，还能促进身体对维生素 A、胡萝卜素、维生素 D、维生素 E 等脂溶性维生素的吸收。适当摄入脂肪对身体是有益的。通常，每天摄入的脂肪，其产热量以占总能量的 30% 以下为宜。如果具体到食物，每天应吃 150 克的瘦肉和 30 克的植物油，或者是 1 个鸡蛋和 250 毫升的牛奶。

碳水化合物：热量的主要来源

碳水化合物是人体热量的主要来源，同时还参与机体的新陈代谢，帮助肝脏分解毒素等，其作用是其他营养素所不可替代的。

作为碳水化合物的重要来源，主食、蔬菜和水果是每日必不可少的食物。具体来说，成年男性每日应进食主食 250 克（生重）、女性为 200 克（生重）。每日食用 500 克蔬菜和 1 个水果对每个人来说都是必要的。

维生素：维持身体健康

跟其他营养素相比，维生素的名头并不响亮，但身体如果少了任何一种维生素，就有可能出现不适。例如，如果缺乏维生素 A，会影响到上皮细胞的功能，导致皮肤弹性下降，使皮肤变得干燥、粗糙、失去光泽；缺乏维生素 B$_2$，易导致口腔溃疡等。

维生素分为水溶性维生素和脂溶性维生素两种。其中，水溶性维生素包括 B 族维生素和维生素 C 等，谷类、奶制品、肉类、动物肝脏等是 B 族维生素的主要来源，新鲜的水果、蔬菜是维生素 C 的理想来源；脂溶性维生素包括维生素 A、维生素 D、维生素 E、维生素 K 等，这类维生素主要存在于油脂、奶制品、肉类、全谷制品、坚果类食品中。

矿物质：构成机体的重要原料

矿物质虽然在人体中所占比例很小，只有 4%，但它对人体的意义却十分重大。例如，钙、磷、镁是构成骨骼、牙齿的主要原料；血液中的血红蛋白、甲状腺素等需要铁、碘的参与才能合成等。

牛奶、酸奶、豆制品、虾是钙的理想来源，动物血、蛋黄、樱桃等富含铁，牡蛎、蛤蜊含锌量很高，香蕉、葡萄、柚子含有钾……我们日常生活中常见的食物富含矿物质，一般来说只要保证饮食均衡，即可满足身体对矿物质的需求。

膳食纤维：人体的"清道夫"

膳食纤维吸水后体积会膨大，对肠道产生容积作用，使人有饱腹的感觉，从而减少食物的摄入量，对肥胖症有很好的防治作用。此外，膳食纤维还具有清理肠道、促进排毒的功效。

糙米、小麦、小米、荞麦、土豆、甘薯、芹菜、圆白菜、黑木耳、大白菜、白萝卜等食物都是膳食纤维的良好来源，平时宜适量多吃。

水：生命之源

水是生命之源，是人类必需的营养素之一。如果饮水不足，除了出现口干舌燥、胸闷等不适外，还可造成出汗少、尿液浓缩、代谢残渣不易排净等负面影响。

因此，日常生活中，我们要适量补充水分，白开水是补水的最佳选择。

• 怎样才能维持膳食平衡 •

时代医家李时珍说："饮食者，人之命脉也。"我们吃的食物有很多种，但怎样吃才能全面摄入营养、维持膳食平衡呢？

食物品种多样化

要保证膳食平衡，必须做到食物品种多样化，不挑食、不偏食，兼顾食物的色、香、味，并根据季节和天气的变化，选择不同的饮食。

主食、副食比例要平衡

主食，即五谷杂粮，是碳水化合物的主要来源，也是矿物质、微量元素和膳食纤维的重要来源。一般而言，健康的成年人宜保持每天摄入 300~400 克的主食。

副食，即肉、菜、蛋、奶、鱼和豆制品等食物。副食是蛋白质、维生素、膳食纤维和钙、铁、锌、硒、铬、铜等矿物质和微量元素的重要来源。副食的摄入量可参考营养膳食宝塔，并根据个人情况进行具体选择。

主食要粗粮、细粮搭配

细粮包括大米、小麦，以及经过精加工后的粮食。

与细粮相对，粗粮主要包括玉米、高粱、小米、各种豆类，以及没有经过精细加工的粮食。

粗粮和细粮在营养上各具特色，口感也各有千秋。

因为加工相对简单，粗粮中保存了许多细粮中没有的营养成分，如膳食纤维、B 族维生素和钙、铁等元素。常吃粗粮，可以加速肠道蠕动，有利于肠道排毒和减肥。

细粮口感好，比粗粮更容易被身体消化吸收。细粮中含有较多种类的氨基酸，蛋白质的含量也高于粗粮，可以有效补充人体对蛋白质的需求。

现在很多人都重视吃粗粮，甚至长期只吃粗粮，这相当于长期摄入高纤维，会阻碍人体对蛋白质、脂肪及微量元素的消化吸收；与之相反，长期只吃细粮，容易导致 B 族维生素等营养素缺乏症。因此，宜细粮、粗粮搭配食用，以保证各种营养素的全面摄入。在每天的饮食中，主食中除有大米、面粉外，应搭配有小米、玉米等 1~3 种粗粮。

副食要荤素平衡

鸡、鸭、鱼、肉、蛋不仅味道鲜美，而且含有丰富的蛋白质，但这些荤菜维生素和膳食纤维含量很少。蔬菜、菌菇、水果等素食虽然缺乏优质蛋白质，但能改变一些荤菜中饱和脂肪酸和胆固醇过高的弊端，还能弥补荤菜缺乏膳食纤维和某些水溶性维生素的缺陷。因此，日常饮食宜荤素搭配，平衡饮食。

保持寒热平衡

饮食保持寒热平衡，指食物的属性要寒、热调和，同时饮食入口时要温度适宜。

食物有寒、凉、温、热四种属性。一般来说，性寒、性凉的食物可清热解渴，能减轻或消除体内热证；而性温、性热的食物可明显地减轻或消除身体寒证。例如，苦瓜性寒，能清热解毒，对于热病或暑热烦渴，以及肝热引起的目赤肿痛有缓解作用；羊肉性温，具有温中暖肾的功效，可补肾强身，改善肾虚导致的腹痛少食、腰膝酸软。

对大多数健康的人来说，不论是寒性、热性食物还是生食、冷食，均可适当摄入，但是不可过于偏嗜某种食物，进食时的温度也不宜过冷或过烫。

• 中国居民平衡膳食宝塔 •

平衡膳食宝塔由五层组成，包含了我们每日应吃的食物种类。我们可参考膳食宝塔提供的信息，合理规划每天的饮食，以保证摄入全面、均衡的营养。

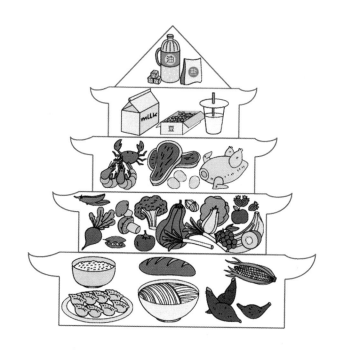

中国居民平衡膳食宝塔图解

（1）第一层谷类及薯类：包括米、面、杂粮及土豆、甘薯等，是每日吃得最多的食物，主要提供碳水化合物、蛋白质、膳食纤维及 B 族维生素。建议每日摄入谷类食物 250~400 克。

（2）第二层蔬菜水果：包括鲜豆、根茎菜、叶菜、茄果等，主要提供膳食纤维、矿物质、维生素 C 和胡萝卜素等。建议每日摄入蔬菜 300~500 克，建议每日摄入水果 200~400 克。

（3）第三层动物性食物：包括肉、禽、鱼、蛋等。建议每日摄入 125~200 克，其中鱼虾类 50~100 克，畜、禽肉 50~75 克，蛋类 25~50 克。

（4）第四层奶类、坚果、豆类及其制品：主要提供蛋白质、脂肪、膳食纤维、矿物质和 B 族维生素等，奶类及奶制品建议每日摄入 300 克，黄豆类及坚果建议每日摄入 30~50 克。

（5）第五层油脂、热量食物：包括动植物油、盐、食用糖和酒类，是每日吃得最少的食物，主要为机体提供能量。油脂类建议每日摄入不超过 25 克。

说明：

①宝塔中各类食物的组成是根据全国营养调查中居民膳食的实际情况计算的，而建议的各类食物的摄入量一般指食物的生重，并不是指某一种具体食物的重量。

②在具体的饮食中，我们要根据个人情况适当调整，要因时因地制宜。

一日三餐该怎么吃

• 一日三餐要合理 •

早餐要吃饱

在新的一天，合理地搭配早餐，摄入足够的蛋白质和膳食纤维，能带给人体充沛的精力，使沉睡了一个晚上的身体进入"工作状态"。可见，早餐的作用如此重要，早餐一定要吃饱。

关于早餐的量，中国营养学会在《中国居民膳食指南》中建议：三口之家健康早餐内容应该包括：谷类 300~500 克，蔬菜类 400~500 克，水果类 100~200 克，畜禽肉类 50~100 克，鱼虾类 50 克，蛋类 20~25 克，奶类及奶制品 100 克，豆类及豆制品 50 克，油脂类 25 克。

中餐要吃好

在一天当中，中餐有着"承上启下"的作用，既要补充上午消耗的能量，又要为下午的工作和学习做好准备，可以说是一日中最重要的一餐。

中餐通常占一日所需总热量的 40%。根据膳食宝塔的推荐，一个人的中餐应该包括：主食 150~200 克，可在米饭、馒头、面条、大饼等主食中任意选择；副食总量 240~360 克，其中肉禽蛋类 50~100 克、豆制品 50 克、蔬菜 200~250 克。

晚餐要吃少

晚餐是一天当中的最后一餐，应吃得少一点儿、简单一些。这是因为晚饭后人的活动量会减少，身体对能量的消耗也会随之变少，如果晚餐吃得太多，身体只消耗小部分的热量，剩余的热量就会转化成脂肪囤积在体内，引发肥胖。另外，晚餐吃得过饱，还会加重胃肠的负担，久而久之，易引起消化不良及其他肠胃疾病。

一般来说，晚餐时吃主食 100 克（花卷、馒头或米饭加稀饭或面条汤）、副食 100~150 克（肉禽类、鱼类）和一些蔬菜，其热量和营养成分即可满足正常人的需要。

· 选择合理的烹饪方式 ·

合理的烹饪方式能使食物色、香、味俱全，还能减少营养的流失。当然，不同的食物，烹饪方式也各不同。

谷类：宜采取蒸、煮的烹饪方式。蒸、煮的方式，因为没有丢弃米汤而保留了大量的维生素 B_1、维生素 B_2、烟酸、蛋白质、矿物质等营养成分。

面食：常用蒸、煮、炸、烙、烤等加工方法。用蒸馒头、烙大饼的方法，面粉中维生素的损失较少；炸油条、油饼很容易破坏面粉中的维生素。

肉类：红烧、清炖、蒸、煮、炒等烹调方式都适合于肉类的烹调。一般来说，肉类所含的蛋白质、脂肪、碳水化合物、矿物质等营养物质的性质比较稳定，在烹调过程中损失较少。

需要注意的是，油炸食物不仅维生素损失严重，还吸附了大量的油脂，甚至可能产生致癌物，多吃对身体不利。

蔬菜：不同的蔬菜烹饪方式也不一样，通常采取凉拌、炒、煮等烹调方式。不论采取哪种烹饪方式，蔬菜都不宜烹饪得过于软烂，这样会造成蔬菜中的维生素大量流失，从而降低了蔬菜的营养价值。

调味料：在烹饪食物时，调味料的使用也至关重要。从饮食健康的角度来说，低盐、低糖、低热量是基本的调味原则，平时应减少食盐、味精、胡椒粉、沙茶酱的用量，不妨多加利用大蒜、青葱、辣椒、柠檬、姜、醋、八角、咖喱等天然的调味料。另外，还可以利用白菜、萝卜、圆白菜、海带、香菇、虾米、干贝、小鱼干等蔬菜及海鲜等来增加食物的鲜味；也可以选用少量的酒、番茄酱、水果醋等调味料，增加食物的风味。

• 三餐中的坏习惯，你有吗 •

边走边吃

生活节奏越来越快，很多人为了节省时间而边走边吃，尤其是早晨上班的时候，上班族边走边吃非常常见。其实，边走边吃的危害很多：边走边吃，身体忙于应付耗费的肌肉活动，血液供应会从消化系统转换到肌肉，从而引起消化系统供血不足，导致消化不良；边走边吃往往不能细嚼慢咽而发生呛食、噎食等意外；边走边吃还有可能将空气中的尘埃、微生物以及有害气体吃进肚子里，这对健康极为不利；边走边吃让人很难集中注意力关注路面状况，很可能遭遇意外。因此，一定要避免边走边吃的情况，早上尽量早起半小时，给早餐留出充裕的时间。

吃饭时囫囵吞枣

有不少人为了赶时间，吃饭速度很快甚至狼吞虎咽。这样吃饭，很容易使食物没有得到充分咀嚼就进入胃肠道，胃肠道需要消耗更多的时间去消化这些食物，久而久之，会因胃肠道负担过重而诱发胃肠疾病。另外，囫囵吞枣般吃饭，还会影响人体对营养成分的吸收。因此，吃饭的时候要细嚼慢咽。

情绪化暴饮暴食

情绪化暴饮暴食，即指在情绪波动比较大的时候想吃东西，而且越吃越多。这种情况下的饮食通常不是因为饿，而且想通过吃来转移自己的情绪。但情绪化暴饮暴食很容易使人吃进比平时多的食物，不仅会扰乱肠胃的消化功能，还可能造成热量过剩而引发肥胖。

早 餐

一顿营养的早餐，能使我们"睡眠中"的新陈代谢恢复正常，并"唤醒"脑细胞，给身体补充必需的营养，带来精力、活力和健康。因此，早餐一定不能少。

• 聪明早餐宜忌，我们都要知道 •

不吃早餐是健康的大忌

许多人为了赶时间或减肥，经常把早餐"省略"了。这种做法很不明智。不吃早餐，身体得不到足够的营养，人体的各器官和组织就会"没有力气"工作，这样会影响到工作和学习的效率。而且长期不吃早餐，空腹时胃肠继续工作，很容易引发胃肠疾病。

吃早餐的时间要对

早餐一定要在对的时间段里吃。一般来说，早上 7~8 点起床后活动 20~30 分钟，人的食欲最旺盛，这时吃早餐最合适。吃早餐的时间最晚不要超过 8 点半。

如果早餐吃得太早，会影响胃肠的休息。如果吃得太晚，人体长期处于空腹状态，身体能量和热量不足，很容易出现头晕、胸闷等低血糖症状。

聪明早餐宜吃 3 大食物

1. 早餐宜吃淀粉类食物

能量的来源主要是碳水化合物，因此早餐宜吃一些淀粉类食物。最好选择没有精加工的粗杂粮并且加入一些坚果、干果。这样的食物释放能量比较迟缓，可以延长能量的补充时间，如紫米面馒头、芝麻酱花卷、包子、馄饨、豆沙包、玉米粥等。

2. 早餐宜吃蛋白质含量丰富的食物

蛋白质是维持人体精力充沛、反应力灵敏必不可少的物质，因此早餐宜吃富含蛋白质的食物，例如牛奶、豆浆、鸡蛋、鸡肉、豆制品等。

3. 早餐宜适量吃蔬菜和水果

蔬菜和水果能为我们补充维生素和膳食纤维，它们含有的钙、钾、镁等矿物质还能帮助中和肉、蛋等食物在体内氧化后生成的酸性物质，使人体保持酸碱平衡。

不宜吃的 10 种早餐

豆浆配油条：豆浆配油条虽然是我们的传统早餐，但油条是油炸食物，含有大量脂肪，且高温加热时使营养大部分流失，还易产生致癌物质。

剩饭剩菜：用剩饭剩菜当早餐，方便快捷，又不浪费。但是，隔夜后的蔬菜可能产生致癌物亚硝酸盐，长期食用不利于人体健康。

西式快餐：西式快餐如汉堡、油炸鸡翅搭配咖啡或牛奶、红茶，方便快捷而且味道也不错，但这样的早餐组合缺乏维生素、矿物质、膳食纤维等营养成分。

零食饮料：零食搭配碳酸饮料，快捷方便，口感好，但营养不全面，而且碳酸饮料可导致体内钙质过快地排泄，长期饮用对身体健康不利。

牛奶加水果：牛奶加水果，看似营养好、热量低，因而受很多女士的喜爱。但是，若选择不当，很容易导致消化不良，引起腹胀和腹痛。

清粥小菜：清粥小菜是很多老年人的最爱，可是，配粥的酱菜、豆腐乳等盐分多，含钠量太高，而且这样的搭配缺乏蛋白质，不利健康。

饼干零食：饼干零食缺乏水分，对于早晨处于半脱水状态的人体来说，不利于消化吸收。而且饼干零食中不含维生素、矿物质、膳食纤维等营养素。

面包牛奶：面包中的油脂、糖分含量都比较高，食用后容易导致餐后血糖大幅度波动，使人觉得疲倦、精神不佳。

冰凉的果蔬汁：夏季天气炎热，很多人喜欢早起时喝 1 杯冰凉的果蔬汁，觉得很清爽。殊不知，冰凉的蔬果汁会刺激胃肠，影响身体的抵抗力。

太辣的食物：有些人"无辣不欢"，早餐也要吃辣。早晨人体处于空腹状态，吃过辣的食物会刺激胃肠，引发腹胀、腹痛等不适。

• 健康早餐巧搭配 •

健康早餐一：薏米红枣粥＋蔬菜水果卷＋小馒头 1 个

薏米红枣粥——健脾胃，补气血

薏米有健脾渗湿、利水消肿的功效，搭配补气养血的红枣煮粥，能健脾胃、补气血，还能帮助身体排出多余的水分，缓解晨起水肿的情况。

材料：薏米、粳米各 100 克，红枣 6 颗。

做法：

1. 将薏米洗净，用清水浸泡 3 个小时；红枣洗净，用清水稍浸泡。

2. 粳米淘洗干净，与薏米、红枣一起放入锅中，加入适量水煮熟即成。

蔬菜水果卷——补充维生素、膳食纤维

不少蔬菜和水果都富含维生素和膳食纤维，其中维生素是维持人体活力、皮肤健康必不可少的物质，而膳食纤维能促进胃肠蠕动，有助于胃肠健康。

材料：生菜若干张，苹果、梨、黄瓜各适量（或者其他水果）。

调料：沙拉酱少许。

做法：

1. 生菜洗净，沥干，整张备用。

2. 将苹果、梨、黄瓜洗净，切成丝，加少许沙拉酱搅拌均匀。

3. 将生菜叶铺开，放入苹果丝、梨丝、黄瓜丝，卷好即成。

健康早餐二：黑芝麻粥＋馒头夹鸡蛋＋猕猴桃虾仁沙拉

黑芝麻粥——补气血，润肠燥

黑芝麻是药食两用的佳品，具有补肝肾、滋五脏、益精血、润肠燥的作用。每天吃一些黑芝麻，不仅可补血，使面色红润，还能润肠燥，预防和缓解便秘。

材料：粳米 150 克，黑芝麻 30 克。

调料：冰糖适量。

做法：将粳米淘洗干净，与黑芝麻一起放入锅中，加入适量水煮成粥，加冰糖调味即成。

猕猴桃虾仁沙拉——营养丰富，增强免疫力

猕猴桃果肉甜美多汁，而且营养丰富，具有开胃润肠、清热排毒等多种功效；虾仁富含蛋白质、钙等多种营养素。

材料：猕猴桃 4 个，虾仁 100 克，沙拉酱适量。

做法：

1. 猕猴桃对半切开，挖出果肉，剩下的猕猴桃就是猕猴桃盅了。挖出的猕猴桃果肉切成丁，备用。

2. 虾仁洗净，挑去泥肠，入沸水中汆烫至熟，捞出，沥干水分。

3. 将虾仁、猕猴桃肉装入猕猴桃盅内，淋上沙拉酱即成。

健康早餐三：鱼肉馄饨 + 生菜火龙果卷饼

鱼肉馄饨——为人体提供优质蛋白质

鱼的蛋白质不但含量高，而且质量也很高，人体消化吸收率可达 96%，并含有人体必需的氨基酸、矿物质、维生素 A 和维生素 D 等营养素。用鱼肉馄饨做早餐，能为"饥渴"的大脑提供丰富的营养，让您一上午都精力充沛、思路清晰。

材料：鱼肉 200 克，馄饨皮、油菜、葱、盐、香油、姜各适量。

做法：

1. 鱼肉洗净，去掉刺，剁成蓉；姜洗净，切片后剁蓉；葱洗净，切花；油菜洗净，切段。

2. 鱼肉加姜蓉、盐拌匀成馅儿。然后取适量馅儿，包入馄饨皮中，即成鱼肉馄饨。

3. 锅加水烧开，下入鱼肉馄饨、油菜煮至馄饨熟，加盐、葱花、香油搅匀即成。

生菜火龙果卷饼——补充维生素、膳食纤维，保证能量

生菜、火龙果是维生素、膳食纤维的良好来源。

材料：生菜、火龙果各适量，饼 1 小张，甜面酱少许。

做法：

1. 生菜洗净，撕成小片；火龙果去皮，切成丝。

2. 在饼的一面抹上甜面酱，然后摆上生菜片、火龙果丝，卷好即成。

中餐

中餐，即一天之中处在中间的那一餐。从字面上我们不难看出，中餐在一天之中的地位非常重要。我们一定要正确、合理地吃中餐，以保证摄入充足的能量和营养。

• 不可不知的营养中餐宜忌 •

吃中餐的时间要对

很多人因为工作忙，吃中餐的时间不固定，有的时候吃得早，有的时候忙起来就一直拖到下午甚至不吃。这样不仅无法保证身体消耗的各种能量，长此以往还有可能导致胃病。因此，吃中餐的时间宜尽量固定。一般来说，中午 12~13 点是吃午餐的最佳时间。

宜多补充蛋白质

中餐时，宜多吃些瘦肉、鸡蛋、鱼类、豆制品等富含优质蛋白质的食物。因为优质蛋白质可使血液中酪氨酸增加，使头脑保持敏捷，对保持理解和记忆功能有着重要作用。

要适当吃主食

主食是碳水化合物的主要来源，为身体提供热量。中餐里，要保证有适量的主食。但需要注意的是，中餐不能单纯地只吃主食，会加重肠胃负担，使身体的血液流向肠胃，这样会减少大脑的血液供应，从而使人感觉疲倦、精神难以集中。

宜多吃蔬菜、水果

大多数人的中餐在营养搭配上存在着很大的问题，其中最突出的是新鲜蔬菜、水果吃得少。新鲜的蔬菜、水果能为人体提供丰富的膳食纤维和维生素。膳食纤维是人体的"清道夫"，对预防便秘、清肠排毒具有重要意义。维生素是身体正常运行必不可少的营养物质，也是保持皮肤润泽的必需营养素。

因此，中餐的时候，如果条件允许，应多吃新鲜的蔬菜、水果。如果上班的地方不具备条件，可自己购买水果，中餐1个小时之后食用，以补充膳食纤维和维生素。

不要用方便面代替正餐

很多人不知道中午该吃什么，或者是图方便，而吃一些方便食品，如方便面、西式快餐等。这些食物虽然很方便，但其所含的营养很少，基本上不含身体所需的蛋白质、维生素、矿物质等成分。长此以往，容易使身体营养摄入不足而导致营养不良。

中餐不能吃得太少

有的人害怕"水桶腰"，于是通过节食减肥，中午吃得少甚至不吃饭。这种做法是极为不科学的。中餐吃得少或者不吃，身体无法获取足够的能量和热量，很容易出现头晕、心慌等低血糖症状。时间久了，还有可能造成营养不良，严重的还有可能导致慢性胃炎等肠胃疾病。

中餐要细嚼慢咽

上班族的中午休息时间很短，一般是半个小时或1个小时，很多人为赶时间而吃得特别快。殊不知，吃得太快，食物没有得到充分的咀嚼，营养没有充分地析出，无形中导致了一部分营养物质的流失，而且没有经过充分咀嚼的食物会给肠胃消化带来沉重的负担。

其实，经过一上午的工作，到吃中餐的时间了，宜细嚼慢咽，慢慢地品尝食物。这样不仅能为肠胃减轻负担，能充分地吸收和利用食物的营养，还能借着吃饭的时间好好放松一下。

•营养中餐巧搭配•

营养中餐一：米饭 1 碗 + 酸甜胭脂藕 + 黑木耳鸡丝 + 西红柿蛋花汤 + 苹果 1 个（水果饭后 1 小时吃，下同）

酸甜胭脂藕——那一抹胭脂红

那一抹胭脂红，让人想起了曾经的岁月。还有那脆脆的莲藕，开胃健脾、润肠排毒，混沌的中午，吃进去的还有那一抹清凉！

材料：莲藕片 150 克，紫甘蓝 100 克。

调料：白醋、蜂蜜各适量。

做法：

1. 紫甘蓝洗净，切成小片，加适量凉白开一同放入料理机中，打碎过滤后取汁。

2. 往紫甘蓝汁里倒入 1 大匙白醋，紫甘蓝汁的颜色会瞬间变成胭脂红。

3. 莲藕去皮，洗净，切成薄片，然后入沸水中汆汤片刻，捞起过凉。

4. 将莲藕放入做法 2 中，倒入适量蜂蜜，放入冰箱中冷藏 2 个小时，藕片都"染"上胭脂红即成。

黑木耳鸡丝——黑白相间最经典

黑色的木耳，白色的鸡丝，黑白配是最经典的！黑木耳是肠道"清洁剂"，能帮助排毒；鸡丝富含蛋白质，能提神醒脑。对于电脑族来说，这道菜可是中餐的理想选择。

材料：鸡胸肉 200 克，水发黑木耳 80 克，红椒丝、蒜末、葱段各适量。

调料：鸡蛋清、干淀粉、盐、植物油各适量。

做法：

1. 鸡胸肉切丝，加鸡蛋清、干淀粉腌渍 15 分钟；水发黑木耳洗净，切丝。

2. 锅加植物油烧热，下鸡丝滑炒，然后捞出。

3. 锅留底油，下蒜末、红椒丝、葱段炒香，然后下黑木耳丝、鸡丝，翻炒至熟，加盐调味即成。

营养午餐二：花卷 1~2 个 + 黑芝麻拌五彩蔬菜 + 清蒸小黄鱼 + 紫菜汤 + 橘子 1 个

黑芝麻拌五彩蔬菜——中餐也能美容

对于很多人来说，最愁的问题就是怎么吃得好了。不用担心，合理搭配生活中常见的食物，就能吃得美味、吃得健康。这道拌菜少油少盐，种类多，味道清爽，不仅营养丰富，还能排毒美容。

材料：豆腐皮、青椒、胡萝卜、黑木耳、熟黑芝麻、葱白、蒜各适量。

调料：鸡精、陈醋、盐各适量。

做法：

1. 豆腐皮洗干净，切成丝；青椒去蒂、子，洗净，切成丝；胡萝卜洗干净，切成丝；黑木耳泡发，洗干净泥沙，切成丝；葱白洗干净，切成丝；蒜去皮，切成片。将豆腐皮、黑木耳入沸水中余汤片刻，捞出过凉。

2. 将各种材料放在大碗里，加鸡精、陈醋、盐拌匀，撒黑芝麻即成。

清蒸小黄鱼——清香淡雅最宜人

小黄鱼里含有对大脑有益的 DHA，中餐的时候适量吃一些，对维护大脑功能、改善记忆力很有益。用清蒸的方式烹饪，清香淡雅，能为肠胃减轻不少负担。

材料：小黄鱼 3 条（约 500 克），葱段、姜丝、香菜叶、红椒丝各适量。

调料：盐、料酒各适量。

做法：

1. 小黄鱼去鳞，去内脏，洗净，放入盘中，加入少许盐、料酒腌渍 10 分钟。

2. 在盐渍好的小黄鱼身上摆葱段、姜丝，入蒸笼蒸 10 分钟。

3. 将盘子取出，去掉葱段、姜丝，撒上红椒丝，将蒸鱼的原汁倒入锅内，加入盐烧开，浇在鱼身上，点缀上香菜叶即成。

营养午餐三：馒头 1~2 个 + 圆白菜胡萝卜沙拉 + 核桃仁炒猪肉 + 紫菜蛋花汤 + 葡萄适量

圆白菜胡萝卜沙拉——水桶腰"狙击手"

中餐需要摄入一定量的膳食纤维，这样才能避免久坐之后发生便秘和长出"水桶腰"。圆白菜、胡萝卜、西芹（芹菜的一种）富含膳食纤维，黄瓜滋阴润燥、清热排毒，这些食物组合在一起，是最适合中餐的了。

材料：圆白菜叶 5 片，胡萝卜、西芹各 1 根，小黄瓜 1 条。

调料：沙拉酱适量。

做法：

1. 圆白菜叶、胡萝卜、小黄瓜洗净，切成条；西芹撕去老筋，洗净，切条。将圆白菜、胡萝卜、西芹一起放入沸水锅中氽烫 1 分钟左右，捞出过凉。

2. 将所有材料放入盘中，加沙拉酱拌匀即成。

核桃仁炒猪肉——健脑益智家常菜

平凡的食材往往有着不平凡的功效。核桃健脑益智，猪肉滋阴润燥。两者搭配，滋补功效加倍。

材料：核桃仁、毛豆仁各 150 克，猪瘦肉 300 克，姜末、葱段各适量。

调料：盐、料酒、酱油、淀粉、植物油各适量。

做法：

1. 猪瘦肉切片，加料酒、酱油、淀粉腌渍 10 分钟；锅加植物油烧热，下核桃仁、毛豆仁滑炒片刻，盛出。

2. 锅留底油，下猪肉片炒至八成熟，下核桃仁、毛豆仁炒至所有材料熟透，加盐调味即成。

晚　餐

《黄帝内经》中说："胃不合则卧不安。"如果晚餐选择不对，很可能让你在漫漫长夜辗转反侧。那么，晚餐应该怎么吃才健康？

• 美味晚餐，你吃对了吗 •

晚餐清淡养肠胃

晚餐丰盛油腻，或进食很多高脂肪的食物，会加重肠胃的负担，刺激神经中枢，使肠胃一直处于工作的状态而得不到休息。晚餐最健康的吃法是，吃得简单一些、清淡一些，这样做能减轻肠胃负担，对夜间的安眠也有好处。

不吃胀气的食物

有些食物在消化过程中会产生较多的气体，从而产生腹胀感，加重肠胃负担，甚至妨碍正常睡眠，如豆类、洋葱、土豆、甘薯、芋头及甜点等。

不吃过于辛辣和过咸的食物

晚餐吃得过于辛辣，会造成胃部灼热及消化不良，甚至引起腹痛、腹泻等不适。另外，吃得过于辛辣容易伤阴，使人体处于燥热状态，从而出现上火的症状。同样，晚餐也不宜吃得过咸。

适当吃助眠食物

牛奶：牛奶中含有色氨酸、五羟色胺，这两种物质具有催眠作用。因此，晚餐之后、睡觉之前，适量饮用牛奶具有助眠作用。

核桃：核桃能帮助改善睡眠质量，对神经衰弱、失眠、健忘等有改善作用。因此，晚餐时宜适量食用核桃。

• 美味晚餐巧搭配 •

美味晚餐一：小米粥 1 碗 + 花卷半个 + 五彩莴笋

五彩莴笋——生活如此绚烂

莴笋、黄瓜口感爽脆，色泽淡绿；胡萝卜、黄椒颜色鲜艳；金针菇白嫩。这些食物搭配在一起，不仅色彩鲜艳，而且能极大挑动你的味蕾。低热量、多营养，晚餐怎么能少了它？

材料：莴笋 100 克，金针菇 50 克，黄椒、胡萝卜、黄瓜各适量。

调料：盐、香油各 1 小匙。

做法：

1. 莴笋去叶、皮，切成丝；金针菇去掉根部，撕开，洗净；黄椒、胡萝卜、黄瓜分别洗干净，切丝。

2. 锅中加水烧开，倒入胡萝卜丝、金针菇、黄椒丝，汆烫 2 分钟，捞出，用凉开水冲凉，沥干水分。

3. 将锅中的水倒掉，再加水烧开，放入莴笋丝汆烫 3 分钟，捞起，用凉开水冲凉。

4. 将胡萝卜丝、金针菇、黄椒丝、莴笋丝、黄瓜丝一起装盘，加盐、香油拌匀即成。

美味晚餐二：米饭半碗 + 豇豆沙拉 + 紫菜汤

豇豆沙拉——豇豆新吃法

豇豆除了拌麻酱，还能做沙拉？是的，尝试一些新的吃法，相信收获的还有一份与众不同的感觉。

材料：豇豆 200 克，鸡蛋 1 个，青苹果半个，小番茄适量。

调料：沙拉酱适量，橙汁 3 大匙，盐少许。

做法：

1. 豇豆洗净，切段，然后入沸水锅中汆烫至熟，捞起冲凉；鸡蛋煮熟，去壳，将蛋白切块，蛋黄一切为二；小番茄洗净，对半切开。

2. 将所有材料放入盘中，加沙拉酱、橙汁、盐拌匀即成。

美味晚餐三：大米粥 1 碗 + 窝头半个 + 青苹果炒鸡丁

青苹果炒鸡丁——酸酸甜甜就是你

用酸酸甜甜的青苹果，搭配肉质软嫩的鸡肉，不仅风味独特，而且在营养的搭配上也是绝佳——能为你身体提供蛋白质、维生素、膳食纤维等多种营养素。其实，只要是你能想到的搭配，都可以尝试，说不定能收获意外惊喜哦！

材料：青苹果半个，鸡胸肉丁 150 克，青椒、黄椒、西红柿各 50 克。

调料：橄榄油、盐、白糖、蚝油、醋各少许。

做法：

1. 青苹果用盐水浸泡 10 分钟，捞出来，用清水洗掉盐分，切成丁；鸡胸肉洗干净，切成跟苹果一样大小的丁；青椒、黄椒、西红柿分别洗净，切丁。

2. 锅放火上，倒入橄榄油，烧到五成热，下鸡丁炒至变色，然后加入青椒丁、黄椒丁拌炒几下，再加入盐、白糖、蚝油、醋转大火快炒，最后加入番茄丁、青苹果丁炒匀即成。

美味晚餐四：馒头半个 + 虾仁丝瓜 + 蛋花汤

虾仁丝瓜——如此的清爽嫩滑

丝瓜搭配虾仁，虽然很常见，但是它给人的感觉很不一样——口感爽脆又不失滑嫩，而且营养丰富，具有润泽肌肤、补肾壮阳、强壮身体等多种功效。

材料：虾仁 150 克，丝瓜 1 根，红椒半个。

调料：植物油、盐各适量。

做法：

1. 用刀将虾仁的背部沿虾线由头到尾割开，把虾线挑掉；丝瓜去皮，洗净，切块；红椒洗净，切块。

2. 锅中加水烧开，放入丝瓜氽烫 2~3 分钟，捞出过凉。

3. 锅洗净，加植物油烧至五成热，下入丝瓜块、虾仁翻炒至熟，加红椒块、盐稍微翻炒一下就可以了。

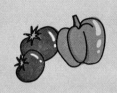

季节轮流转，你吃对了吗

《饮膳正要》中记载："春气温宜食麦以凉之，不可一于温也，禁温饮食及热衣服。夏气热，宜食菽（绿豆）以寒之，不可一于热也，禁温饮食，饱食，湿地濡衣服。秋气燥，宜食麻（芝麻）以润其燥，禁寒饮食，寒衣服。冬气寒，宜食黍以热性治其寒，禁热饮食，温炙衣服。"一年有四季，24 个节气，像风车一样有条不紊地转动，每个季节、每个节气该吃什么，该怎么吃，你都做对了吗？

春季

·立春乍暖还寒，平肝养阳强身体·

"立春"，表示从这一天开始，冬天结束，春天开始。立春是 24 节气中的第一个节气，在每年公历的 2 月 4 日前后。立春时节天气乍暖还寒，人体需要有一个适应的过程。此时，宜养阳气、平肝气，以增强体质。

立春饮食宜忌

宜 立春风寒易侵袭肠胃，使人容易患腹泻。因此，在做菜、煲汤时，可放入 1~2 片生姜，有温胃祛寒、预防腹泻的作用。

宜 立春时节，人体气血运行忽快忽慢，忽内忽外，容易肝气亢盛，因此立春宜多吃青菜、萝卜等平肝食物。

忌 鸭肉、黄鳝、狗肉等食物易"动风"，使肝阳上亢，引起血压波动，立春时节不食用。

立春食物推荐

葱

推荐理由：葱辛辣，性温，具有通阳发表、解毒止痛、增强食欲等功效。立春吃葱，不仅有助于阳气生发，还能驱寒杀菌、预防感冒。

蒜

推荐理由：蒜性温，立春适量食用可以补充人体之阳。跟葱一样，蒜也有很强的杀菌能力，对于细菌引起的感冒有预防和缓解的作用。

油菜

推荐理由：经过一冬的滋补，人体内容易积内热，再加上春天开始，肝气旺盛，因而容易出现肝阳上亢的情况。此时食用油菜，能润肠排毒、平肝祛火，既能将多余的热量排出体外，还能养肝护肝。

•雨水养脾胃，防感冒•

"好雨知时节，当春乃发生。随风潜入夜，润物细无声"，杜甫的诗生动地描绘了雨水节气的景象——少雨的冬季已经过去，春雨降临滋润大地。然而，雨水节气时昼夜温差变化大，忽冷忽热容易伤及脾胃，使人免疫力降低而易患感冒。因此，雨水时节宜调养脾胃，强身健体，预防感冒。

雨水饮食宜忌

宜 春寒料峭，湿气一般夹"寒"而来，因此雨水前后可多吃鲫鱼、胡萝卜、山药、小米等健脾养胃的食物。

忌 雨水时节要注意保暖，不宜吃生冷之物，以免耗损阳气，伤及脾胃。

忌 春季肝木易克脾土，因此不宜吃辛辣食物，以免肝阳上亢而导致脾胃功能下降。

雨水食物推荐

小米

推荐理由：雨水来临，表示寒冬已经过去，而人体阳气开始浮动，易导致脾胃虚弱。小米具有健脾、和胃、益肾等功效，雨水时适量喝小米粥，能补益脾胃。

菠菜

推荐理由：雨水时节早晚天气比较冷，风邪渐盛，再加上春季人体血液循环处于旺盛状态，人体常出现口舌干燥、嘴唇干裂、便秘、痔疮等现象。而菠菜具有润燥滑肠、清热除烦、生津止渴、养肝明目等功效，此时适量食用，对身体十分有益。

苋菜

推荐理由：苋菜富含多种维生素和矿物质，可为人体提供丰富的营养，有利于强身健体，提高人体免疫力。雨水时节天气忽冷忽热，人体抵抗力降低，容易感冒，此时吃一些苋菜，能起到补益作用。

• 惊蛰顺肝气，益脾气 •

惊蛰是 24 节气中的第三个节气，在每年公历的 3 月 6 日前后。"惊蛰过后雷声响，蒜苗谷苗迎风长"，惊蛰前后，春暖花开、万物复苏，同时也是各种病毒和细菌活跃的季节。另外，惊蛰时节人体的肝阳之气渐升，阴血相对不足。因此，惊蛰节气宜顺肝之性、助益脾气，使五脏平和，身体免疫力增强，预防感冒、水痘等流行性疾病。

惊蛰饮食宜忌

(宜) 惊蛰节气时天气明显变暖，饮食应清淡，宜多吃一些新鲜蔬菜及蛋白质丰富的食材，如春笋、菠菜、芹菜、鸡肉、蛋类、牛奶等，以增强体质，抵御病菌的侵袭。

(宜) 惊蛰时节气候干燥多风，使人容易出现口干舌燥、外感咳嗽等症状，此时宜适量食用梨、枇杷、罗汉果、银耳等滋阴清热的食物。

(宜) 惊蛰的饮食原则是保阴潜阳，可以适当选用一些滋阴类的补品，以提高人体的免疫功能。

(宜) 春天肝气旺易伤脾，故惊蛰季节要少吃酸，多吃甜食以养脾胃。

(宜) 维生素 C 是强抗氧化剂，能帮助身体抵抗自由基的侵害，具有提高免疫力的功效。惊蛰时宜多吃新鲜的蔬菜、水果补充维生素 C，以增强体质，预防各种流行性疾病。

(忌) 惊蛰节气不宜食用油腻、刺激性强的食物，少吃鱼、虾、辣椒、酒等动风上火的食物，以免加重肝、脾、胃等脏腑器官的负担，严重的还可引起肝阳上亢，导致伤肝。

(忌) 惊蛰节气不宜食用生冷食物，因为生冷食物对脾胃有刺激作用，同时可耗损身体阳气，降低免疫力。

惊蛰食物推荐

银耳

推荐理由：惊蛰时节气温变化无常，而且天气干燥，易使人体免疫力和防御功能下降。而银耳具有滋阴补肾、补气强精、强心健脑等多种功效，惊蛰时适量食用，能提高免疫力，还能预防因天气干燥引起的口干舌燥、咳嗽等不适。

冰糖银耳红枣羹——滋阴、养心好甜品

材料：银耳 2 朵，红枣适量。

调料：冰糖适量。

做法：

银耳、红枣、莲子分别泡发，银耳撕小朵。将所有材料放入砂锅中，加适量水，大火烧开后转小火炖 1~2 小时。佐餐食用。

泥鳅

推荐理由：泥鳅营养丰富，含有大量的优质蛋白质，具有补中益气、祛毒化痔、保肝护肝等功效。惊蛰适量食用泥鳅，能提高免疫力、增强体质，还能起到养肝的作用。

泥鳅炖豆腐——清热祛火，预防春燥

材料：泥鳅 500 克，豆腐 250 克，姜适量。

调料：盐少许。

做法：

1. 将泥鳅去腮及内脏，洗净；将豆腐切块；姜洗净，切片。

2. 将泥鳅、姜片放入锅内，加适量水煮至半熟，然后加入豆腐块炖至熟烂，最后加盐调味即成。

梨

推荐理由：民间素有"惊蛰吃梨"的习俗。梨性寒、味甘，有润肺止咳、滋阴清热的功效。另外梨和"离"谐音，意思是要让病痛远离身体。

罗汉果雪梨饮——润喉止咳必备饮品

材料：雪梨 1 个，罗汉果 1 个。

做法：

雪梨去皮、核，切碎块；罗汉果洗净。二者一起放入锅中，加适量水，水煎 30 分钟，滤去罗汉果药渣。

吃法：吃雪梨，饮汤。

• 春分平阴阳，解春困 •

春分，即将春季平分。春分是天地间阴阳交合、万物新生的重要时刻，此时养生宜注重养阳，保持阴阳平衡。此外，春分节气气温升高，人体毛孔开放，皮肤血流量增加，大脑血液供应相对减少，影响大脑兴奋，从而易出现精神不振、易感疲倦等"春困"现象。因此，春分时宜提神醒脑、振奋精神，以缓解春困。

春分饮食宜忌

(宜) 阳虚体弱的人，在春分阳气生发时，阳虚特点突显，容易出现腹泻，此时可多吃胡萝卜，以预防腹泻；平时可用干姜炖鸡汤，适量食用能缓解怕冷、四肢冰凉的情况。

(宜) 脾虚的人宜在春分时适量食用干姜，以温中散寒。

(忌) 春分时虽然天气转暖，但还是不宜食用生冷之物，以免耗损阳气。

春分食物推荐

草莓

推荐理由：草莓是春季的应季水果，富含维生素C，有助于人体吸收铁质，使脑细胞获得滋养；其次，草莓含有的天然抗炎成分，可以减少自由基的产生，保持脑细胞的活跃。草莓还具有改善忧郁、失眠，消除春困的功效，在春分节气食用可使人精神振奋、不再疲劳。

韭菜

推荐理由：在春分时多吃辛温的食物能散发体内的风寒邪气，更有助于人体阳气的生发。韭菜性温，可温肾助阳、益脾健胃、散瘀解毒，是春分"养阳"的佳品。

香菜

推荐理由：香菜性温，味辛，具有发汗解表、祛风醒脑、促进血液循环的作用。春分多吃香菜，可提升阳气，抵御外邪侵扰，预防春困。

• 清明涵肾水，防过敏 •

常言道："清明断雪，谷雨断霜。"时至清明，到处桃红柳绿，气温开始回升，花香四溢，人们纷纷出外踏青游春。清明对于健康有着重要的意义，是一个尤为重要的养生节气，凡耗损或阻碍阳气生发的情况均应避免。另外，过敏体质者此节气容易出现皮肤过敏、哮喘、鼻炎等疾病，因此还要预防过敏症状的发生。

清明饮食宜忌

(宜) 清明节气阳气渐生，在养阳气的同时，宜适量食用具有滋阴功效的食物，以免阴气耗损而出现上火的现象。

(宜) "清明时节雨纷纷"，清明时节有降雨，温暖潮湿的天气容易滋生细菌，因此清明时节一定要注意饮食卫生。

(宜) 清明时节花蕊、树芽增多，过敏体质者宜多吃抗过敏食物以及适量补充维生素 C，以预防过敏。

清明食物推荐

猪瘦肉

推荐理由：猪瘦肉具有补中益气、滋阴润燥、润泽肌肤等功效，只要烹调得当，对人体有一定的补益作用。阳气大壮的清明时节，适量吃猪瘦肉，能滋阴补身。

鸡蛋

推荐理由：鸡蛋营养丰富，含有大量的蛋白质、矿物质，具有保护肝脏、延缓衰老、增强体质等多种功效。清明时适量食用，能保养阳气，预防过敏。

红枣

推荐理由：研究发现，红枣中含有大量抗过敏物质——环磷酸腺苷，可阻止过敏反应的发生。因此，过敏体质的人清明时宜适量食用红枣。

• 谷雨雨水生百谷，养阳护肝是关键 •

谷雨有"雨水生百谷"的意思。谷雨后，雨量开始增多，气温也开始升高，潮湿、温暖的环境是致病菌滋生的温床，因此谷雨节气要注意养阳气、扶正气，增强身体免疫力，以抵御致病菌的侵袭。

谷雨饮食宜忌

宜 谷雨节气气温升高，再加上降雨，空气湿闷，容易影响到人的情绪，这时宜多吃黄豆、海带、香蕉、柠檬、草莓等具有清肝火作用的食物。肝主疏泄，肝气通畅，心情也就自然好了。

宜 谷雨节气天气温暖潮湿，且季节交替，是流行性感冒高发的季节，这时要多吃富含维生素的食物，如白萝卜、黄豆芽、西红柿、柠檬、草莓、油菜、茼蒿等，以增强身体免疫力。

宜 南方谷雨节气有摘茶的习俗，谷雨前采摘的茶叶细嫩清香，味道最佳，谷雨品尝新茶，相沿成习，所以谷雨又名"茶节"。因此，谷雨宜品新茶，有利于舒肝养肝。

忌 湿闷的天气容易让人脾胃不振，因此谷雨前后要少吃高蛋白、高热量的食物，以减轻脾胃的负担。

忌 不同体质者谷雨时节饮食要辨证。例如，体质偏寒的人不宜吃芹菜、生黄瓜、柿子、柿饼、西瓜、螃蟹、田螺、海带等生冷、性凉的食物；体质偏热、内火旺盛的人不宜吃胡椒、肉桂、辣椒、花椒、生姜、葱白、白酒等温热助火之物。

谷雨食物推荐

香椿

推荐理由："雨前春芽嫩如丝，雨后春芽生木质"，春季谷雨前后是食用香椿的好季节。香椿被称为"树上蔬菜"，是香椿树的嫩芽，其味道芳香、鲜嫩清脆，口感和营养都很好，而且具有醒脾开胃、补阳滋阴、提高免疫力等多种作用，因此民间有"常食香椿不生杂病"的说法。

季节轮流转，你吃对了吗

香椿炒鸡蛋——春季养阳扶正必备菜品

材料：嫩香椿 100 克，鸡蛋 6 个。

调料：盐、料酒、植物油各适量。

做法：

1. 香椿洗净，用开水烫一下，捞出过凉，然后切末。

2. 鸡蛋磕入碗中，加香椿末、盐、料酒搅匀。

3. 锅中加植物油烧热，下入搅拌均匀的鸡蛋液炒熟即成。佐餐食用。

绿茶

推荐理由：中医认为，春季养生要清肝、柔肝、疏肝、护肝，而绿茶具有解毒、清肝、利胆的功效。"吃好茶，雨前嫩尖采谷芽"，谷雨前后采摘的茶叶细嫩清香，游离氨基酸、蛋白质等营养成分含量丰富，而且香气芬芳、味道甘甜，非常在春季饮用。

绿茶肉末豆腐——醒脾开胃、清肝利胆

材料：肉末 100 克，豆腐 400 克，绿茶、香菇各适量。

调料：植物油、盐、酱油各少许。

做法：

1. 肉末加酱油、盐拌匀；香菇洗净，切丁；绿茶放入杯中，加少许沸水冲泡 5 分钟左右。

2. 豆腐切块，放入蒸锅中隔水蒸熟。

3. 锅中加植物油烧热，下肉末、香菇丁炒至将熟，倒入豆腐、绿茶水及茶渣，稍微焖煮片刻即成。

芹菜

推荐理由：春季肝气旺盛，肝阳易上亢，凡肝阳上亢者，血压易波动而升高，特别容易出现头痛、眩晕，而芹菜具有平肝、降压、镇痛、镇静的功效，正好可以派上用场。

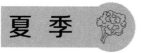

夏 季

• 立夏养心气，健肠胃 •

立夏，即夏天开始，是春夏之交的标志。立夏之后，气温开始升高，天气逐渐炎热，人体气血运行加快，心脏的负担逐渐加重，因此立夏时节应适量进补以养心。另外，天气炎热，各种细菌开始快速繁殖，要注意饮食卫生，保健肠胃，预防肠胃疾病。

立夏饮食宜忌

宜 立夏节气，各种致病菌蠢蠢欲动，此时要注意饮食卫生，少吃隔夜饭菜，避免吃生冷食物，因为生冷食物有可能寄生致病微生物。

宜 从立夏开始，整个夏天都要注意养心，适量食用百合、玫瑰、红豆等有养心功效的食物。

忌 立夏之后，天气逐渐转热，饮食不宜大鱼大肉、油腻辛辣，以免加重肠胃负担而引起不适。

立夏食物推荐

樱桃

推荐理由：樱桃中的钾有助于稳定心率，果肉还富含维生素、铁等营养素，具有增强体质、促进肾脏排毒等功效。立夏正好是樱桃成熟的季节，适量食用樱桃，对身体有补益作用。

小麦

推荐理由：《本草拾遗》中记载"小麦面，补虚，实人肤体，厚肠胃，强气力"。立夏时节适量食用小麦做成的食物，不仅可以补充营养，还能调理肠胃，改善各种因素引起的肠胃不适症状。

• 小满防湿热，强身体 •

"小满大满，麦粒将满"，从小满开始，天气明显变热，且雨水增多，若不注意，很容易遭受湿热邪气侵扰而出现头热身痛、口渴、腹胀等不适。因此，小满前后应"未病先防"，做好各种预防工作防湿热。

小满饮食宜忌

宜 从小满开始，要注意预防湿热邪气，适量食用能清热利湿的食物，如丝瓜、冬瓜、萝卜、西瓜等新鲜的蔬菜、水果。

宜 天气开始炎热，要注意及时补充水分，以保持小便通利、大便通畅。

忌 夏季要少吃辛辣之品，如辣椒、酒、羊肉、鱼、虾等，以免热气郁结而导致皮肤湿疹、口舌生疮等不适。

小满食物推荐

薏米

推荐理由：薏米具有健脾益胃、清热利湿的功效。从小满开始，天气开始闷热潮湿，这样的天气容易伤害脾胃功能而导致消化不良、食欲不振，适量食用薏米能防湿热、健脾胃。

豆腐

推荐理由：豆腐富含蛋白质、钙等多种营养物质，具有清热利湿、润肠通便、降压降脂等多种功效，小满节气适量食用，能防湿邪，增强体质。

苦菜

推荐理由：苦菜是一种野菜，味感甘中略带苦，因此而得名。苦菜具有清热解毒、杀菌消炎、利水除湿等功效。《周书》中记载"小满之日苦菜秀"，小满前后是吃苦菜的时节，适量食用对身体有益。

· 芒种清热利湿，注重养心 ·

"芒种梅雨天，留神湿病生"，从芒种开始，天气渐热，雨水较多，湿度增大，人体心脏负荷逐渐加重，因此芒种时节养生应清热利湿，预防湿热，同时要注意养心、调理消化系统。

芒种饮食宜忌

宜 芒种前后，气温高，湿度大，人体心脏、肠胃等器官负担加重，此时宜多吃清热利湿和健脾利湿的食物，如绿豆、薏米、山药、白扁豆等。

宜 宜多吃新鲜的蔬菜和水果。蔬菜和水果所含的维生素 C 对保持血管健康有益；所含的膳食纤维对保持大便通畅、减少体内毒素有益。

忌 中医认为，心与小肠相表里，从芒种开始湿热加重，如湿热内积，心火上炎、小肠积热，就会出现小便短黄、舌红苔黄、大便秘结、口舌生疮等症。因此，芒种时节应少吃辛热之品，如白酒、羊肉、狗肉等。

芒种食物推荐

扁豆

推荐理由：扁豆是甘淡温和的化湿健脾之品，对湿热邪气引起的呕吐、胸闷、腹胀等具有缓解作用。因此，芒种节气适量食用扁豆，对身体有益。

杨梅

推荐理由：杨梅有"果中玛瑙"的美誉，具有清热利湿、解暑生津、和胃消食等功效。从芒种节气开始，适量食用能消暑解腻，预防各种湿热引起的不适。

黄瓜

推荐理由：黄瓜有清热、解渴、利水、消肿的功效。如果芒种节气吃得过于油腻，容易出现烦躁口渴、咽喉肿痛、痰多等不适，此时食用黄瓜能缓解这些症状。

•夏至护阳气，养脾气•

夏至是炎热天气的开始，是一年中阳气最盛的日子，但阳极必阴，因此夏至时要注意养护阳气。夏至天气炎热，很容易出现胃口不佳、消化不良等问题，因此饮食起居应注意健脾。

夏至饮食宜忌

宜 因为夏至气温高，人体水分流失较多，容易伤阴耗气，出现乏力、口渴等症状，因此夏至宜适当喝淡盐水，也可选择凉茶、绿豆汤，宜多吃芹菜、萝卜等清凉、有助消化的食物。

忌 夏至前后是一年之中阳极、气升之极的时期，因此要少吃热性升发之品，如酒、黄鳝、鸡肉、狗肉等，以免耗损阴津，出现上火症状。

夏至食物推荐

莲藕

推荐理由：莲藕生吃可清热解毒、凉血生津、开胃止呕、除烦解渴，夏至前后适量食用，对心烦气躁、食欲不振、消化不良等症状有缓解作用。

绿豆

推荐理由：绿豆有清热解毒、祛火消暑等功效，夏至前后适量喝绿豆汤，能利水除湿、祛心火、消烦躁。

西洋参

推荐理由：芒种节气气温升高，容易出汗，而多汗会损耗人体阴津，阴伤则易生虚火。西洋参性凉而补，能降火、生津液、除烦倦，芒种前后宜适量饮用西洋参茶。

• 小暑凝心提神，预防中暑 •

小暑节气已进入"三伏"天，俗话讲"头伏饺子、二伏面、三伏烙饼摊鸡蛋"。从小暑开始，气温高、湿度大，天气闷热，气压低，容易使人出现心律变缓、胸闷气短等症状。因此，小暑前后要注意保养心神，预防中暑。另外，小暑前后细菌易滋生，容易诱发多种疾病，因此要注意养护脾胃，清淡饮食。

小暑饮食宜忌

宜 小暑时节人体出汗比较多，体液损耗比较大，应及时补充水分，也可以多喝山楂汤、绿豆酸梅汤、金银花汤、西瓜翠衣汤等以预防中暑。

宜 小暑宜多吃瓜果。瓜果汁多味甜，不仅能生津止渴，也能清热解暑。西瓜味甜多汁性凉，是清暑解渴的瓜类之首。另外，香瓜、黄瓜洗净之后生食或榨汁之后饮用，都有很好的清热解暑作用。猕猴桃含有大量维生素C，也是非常好的清热解暑水果。

宜 在小暑节气，人的肠胃因受暑热刺激，功能会相对减弱，容易发生头重倦怠、食欲不振等不适。因此，小暑节气饮食要清淡，既能补充营养，又容易消化。

忌 "暑"虽然意味着天气炎热，但仍要少吃凉菜、少喝冷饮，避免脾胃虚弱引起脾胃病。

小暑食物推荐

菠萝

推荐理由: 菠萝果形美观、汁多味甜，具有生津和胃、解暑益气的功效，非常适合在夏季防暑解暑时食用。

养生佳肴推荐

菠萝银耳羹——*清润滋阴，防暑美肤*

材料：菠萝300克，银耳50克。

调料：冰糖、白醋各适量。

做法：

1.将菠萝去皮，洗净，切块；银耳用温水泡发，洗净，撕成小块，备用。

2. 锅置火上，倒入适量清水，调入冰糖、白醋，放入菠萝块、银耳，煲熟即成。

鳝鱼

推荐理由：俗话说"小暑黄鳝赛人参"。黄鳝即鳝鱼的一种，其肉质在小暑前后最为美味滋补。小暑时适量食用黄鳝，能补充机体流失的营养，对身体健康很有益处。

养生佳肴推荐

竹笋炒鳝段——清胃热，强身体

材料：鳝鱼 200 克，竹笋 150 克，西红柿 100 克，大蒜、姜末、葱丝各适量。

调料：豆瓣酱、胡椒粉、料酒、白糖、盐、鸡精、植物油各适量。

做法：

1. 鳝鱼处理干净，切段；竹笋洗净，切片；西红柿洗净，切片，铺于盘底。

2. 将油锅烧热，放入大蒜、姜末、葱丝炒香，下鳝段翻炒，调入豆瓣酱、料酒，再放入竹笋片，加盐、白糖、胡椒粉、鸡精调味即成。

酸梅汤

推荐理由：酸梅汤是传统消暑和解渴的佳品，有着悠久的历史。它之所以有消暑止渴的功效，秘密就在于它的材料——乌梅有解暑、止泻、止咳、止痛的功效，山楂有消食解腻的功效。面对三伏天的热浪，来一碗冰镇酸梅汤，能让您神清气爽。注意，肠胃不好的人不要喝冰镇的，以免引起腹泻。

养生佳肴推荐

自制酸梅汤——生津止渴，消暑开胃

材料：乌梅 5 颗，山楂干 15 克，玫瑰果（洛神花）4 颗。

调料：冰糖 25 克。

做法：

将乌梅、玫瑰果、山楂干洗净，放入砂锅中，加适量水，大火烧开后转中小火煮 20 分钟，放入冰糖，关火晾凉，然后捞出材料，将酸梅汤放入水壶中冰镇后饮用。

·大暑消暑清热，化湿健脾·

俗话说："小暑不算热，大暑三伏天。"大暑正值"中伏"前后，是一年中最热的时期，也是人体心脏负荷最大的时期，因此大暑应注意养心，保持心静、低温养生。另外，大暑气温高，地湿上升，湿热交争困于脾，易引起食欲不振、不思饮食、恶心、头晕乏力等症状，因此大暑时节还宜清热化湿、保健脾胃。

大暑饮食宜忌

宜 大暑前后天气十分炎热，容易使人心烦、脾胃停滞、消化功能降低，出现乏力倦息、肠胃不消化、胀气、食欲不振等现象，因此饮食应以新鲜、清淡、滋阴为主。豆腐、黑木耳、黄瓜、绿豆、鸭肉等都是清热降火的佳品，很适合大暑前后食用。

宜 大暑气温高、出汗多，每天要饮用 2000 毫升的温开水，以维持身体电解质平衡。

宜 苦味食物中含有生物碱，能够消暑清热、促进血液循环、舒张血管，所以大暑宜以苦味食物入菜，以清心除烦、醒脑提神。

忌 受到高温的影响，大暑前后人体脾胃消化吸收功能降低，因此不宜大量食用如葱、姜、蒜等辛辣食物，以免加重肠胃负担。

忌 大暑前后天气炎热，吃肉容易生痰火，且吃肉过多容易引起营养平衡失调和新陈代谢紊乱，所以大暑前后不宜吃太多肉。

大暑食物推荐

绿豆芽

推荐理由：进入"三伏"天后，人们容易上火，出现口腔溃疡、睡眠不足等多种"上火"症状。而绿豆芽具有清热滋阴、润肠排毒的功效，是公认的消暑佳品。

养生佳肴推荐

豆芽猪血汤——养血、排毒两不误

材料：绿豆芽 300 克，猪血 250 克，姜片、葱末、蒜末、植物油各适量。

做法：

1.将绿豆芽洗净，沥干水分；猪血洗净后切块。

2.油锅烧热，将姜片、葱末和大蒜末加入油锅中爆香，再注入足量清汤，用大火煮沸，下入猪血块煮沸，加盐、味精调味，最后下入绿豆芽，稍稍焖煮3分钟，淋入香油即成。

西瓜

推荐理由：西瓜堪称"瓜中之王"，味道甘甜多汁、清爽解渴，能祛暑热、止渴、利尿，是盛夏佳果。

养生佳肴推荐

凉拌西瓜皮——解暑热、开脾胃

材料：西瓜皮适量。

调料：白糖、醋、香油、盐各适量。

做法：

西瓜皮洗净，去掉最外层绿色的皮，余下的切丝，入沸水中余烫片刻，捞出过凉，然后加白糖、醋、香油、盐，拌匀即成。

苦瓜

推荐理由：民间常有"苦味食物度苦夏"的说法。"苦味"食物具有清热除湿、清心除烦、醒脑提神等作用，常吃有利于调节身体阴阳平衡，预防中暑发热、心烦口渴等。苦瓜就是"苦味"食物的代表，大暑节气适量食用，能预防中暑、消除心火。

养生佳肴推荐

凉拌苦瓜——清热解毒是好手

材料：苦瓜1根，青椒、红椒、蒜末各适量。

调料：盐、醋、香油各少许。

做法：

1.将苦瓜洗净后对剖，除去瓜瓤和白色部分，然后切成丝，入沸水中余烫15秒钟，捞出用冷水冲凉；青椒、红椒要选不辣的菜椒，洗净，去蒂、子后切丝。

2.将苦瓜丝、青椒丝、红椒丝放入盘中，加蒜末、盐、醋、香油，拌匀即可食用。

秋季

·立秋清热生津，增强体质·

立秋表示从这一天开始将进入秋天。虽然立秋时早晚天气逐渐变凉，但白天往往盛夏余热未消、秋阳肆虐，很多地区仍处于炎热之中，初秋时节，早晚气温差异明显，对人体的免疫力有影响。因此，立秋也要增强体质，预防普通感冒和病毒性感冒的侵袭。

立秋饮食宜忌

（宜）立秋前后暑热未除，秋燥袭来，燥热伤阴，且燥气通于肺，因此立秋宜多吃清热滋阴、润肺生津的食物，如百合、莲藕、白果、杏仁、梨、荸荠、银耳等。

（宜）立秋之后，雨水减少，气候开始变得干燥，燥气易伤肠津而易导致便秘，因此从立秋开始每天要多喝水，同时多吃萝卜、莴笋、油菜等能润肠通便的蔬菜和水果。

（忌）少喝酒、少吃辣椒等辛辣燥热之品，以防出现肠燥便秘、鼻干出血等不适。

立秋食物推荐

百合
推荐理由：百合具有清心安神、润肺止咳、清热滋阴等功效，立秋适量食用，能养阴生津、润肺养肺。

蜂蜜
推荐理由：蜂蜜自古就是清润的佳品。研究还发现，蜂蜜中含有多种生物活性物质，能改善人体的免疫功能，可帮助人体预防和缓解感冒及其他病毒性疾病。立秋前后适量喝蜂蜜水，能滋阴润燥，还能预防感冒。

• 处暑养阴生津防秋燥 •

"处暑日头毒，要防秋老虎"，处暑时节，气温逐渐下降，雨量减少，燥气开始生成，人们会感到皮肤、口鼻相对干燥，即"秋燥"。秋燥易伤津、伤肺，因此处暑后要注意养阴润燥，调护身体津液。

处暑饮食宜忌

（宜）梨、枇杷、杏仁、秋梨、白萝卜、苹果、百合等食物具有清凉润肺的功效，处暑节气适量食用能缓解秋燥给肺部带来的损伤。

（宜）秋燥易伤及肠道，因此处暑前后宜多吃能清热润燥的蔬菜，如油菜、油麦菜、白萝卜、黄瓜、土豆、玉米等。

（忌）少吃大料、花椒、桂皮、辣椒等辛辣食物，这些食物易使体内燥气郁结而伤及肺、大肠，出现咽喉肿痛、干咳、便秘、痔疮等不适。

处暑食物推荐

花生

推荐理由：花生有润肺化痰、清咽止咳的作用。《药性考》中记载花生"生研用下痰。炒熟用开胃醒脾、滑肠，干咳者宜餐，滋燥润火。"在咳嗽痰多、肠燥便秘的处暑节气，宜适量生吃一些花生。

葡萄

推荐理由：葡萄皮薄汁多，酸甜味美，营养丰富，有"晶明珠"之称。中医认为，葡萄性平、味甘酸，能补气血、强筋骨、益肝阴、利小便、除烦解渴，还可以预防"秋燥"。

苹果

推荐理由：中医认为，苹果具有润肺、生津、止渴、除烦等功效。苹果中的果胶和鞣酸有收敛作用，可将肠道内积聚的毒素和废物排出体外。处暑节气，每天食用1个新鲜苹果，或者喝1杯苹果汁，对身体十分有益。

• 白露养肺润肺，保气管 •

"白露天渐凉，气管当保养"，白露开始，已进中秋，早晚天气变得更凉，万物开始收敛、萧条，此时秋燥会渐渐加重，所以易患肺燥，并且燥邪易伤阴，日久导致阴虚燥热，就会引起咳嗽、干燥综合征、消渴病（糖尿病）等。因此，白露时节宜养肺润肺。

白露饮食宜忌

宜 白露前后，饮食上宜注重养阴生津、收敛肺气，预防感冒、肺燥咳嗽，可多吃百合、梨、莲子、藕、罗汉果等能滋阴润肺的食物。

宜 白露节气后，早晚天气更凉，因此宜多吃益气生津的食物，以增强免疫力，预防感冒。红枣、麦冬、西洋参等是补气的佳品，可适量食用。

忌 肥甘辛燥的食物耗阴伤津，白露前后不宜多吃。

白露食物推荐

桂圆

推荐理由：白露前后，桂圆的品质最佳，口感也不错，而且桂圆具有益气补血、养心安神、润肤美容等功效。因此，白露时节吃桂圆是再合适不过的了。

银耳

推荐理由：银耳不仅具有清咽润肺的功效，还具有很强的润滑作用。经常食用银耳，可润肺养肺，将体内的部分毒素带出体外。白露时秋燥渐重，适量吃银耳，对身体十分有益。

胖大海

推荐理由：胖大海中含有胖大海素，其具有收缩血管平滑肌的作用，能改善黏膜炎症、减轻痉挛性疼痛，还能清凉消炎、镇咳化痰。白露时用胖大海泡茶喝，能有效预防和缓解秋燥咳嗽。

·秋分阴平阳秘，养护脾胃·

秋分之日阴阳持平、寒热均等、昼夜平分，此时养生宜调和阴阳，保持阴平阳秘的状态。秋分是白天天气转凉的转折点，秋分之后，"一场秋雨一场寒，十场秋雨穿上棉"，而寒气侵入人体后，容易使脾胃功能下降，诱发腹泻、腹痛等胃肠疾病。因此，秋分时节要注意养护脾胃。

秋分饮食宜忌

（宜）藕、荸荠、芹菜、梨、柚子、白果、杏仁等蔬菜水果具有滋阴润燥的功效，秋分时适量食用，能预防燥气伤津而引发的肺燥咳嗽、肠燥便秘。

（忌）从秋分开始，要少吃生菜沙拉等凉性食物及西瓜、香瓜等易损脾胃的瓜果。

秋分食物推荐

酸奶

推荐理由：酸奶含有乳酸菌，能帮助人体维持肠道环境健康，从而不利于腐败细菌的生存和繁殖，抑制腐败细菌在胃肠道里产生毒素。因此，秋分节气每天喝 1~2 杯酸奶，可改善消化不良、便秘、腹泻等胃肠道问题，保护胃肠健康。

芹菜

推荐理由：芹菜富含膳食纤维，具有促进肠胃蠕动、帮助消化、缓解便秘的功效。秋季因为天气干燥及大量进补，容易引发消化不良、便秘，适量食用芹菜，可促进消化、缓解便秘，减轻胃肠道负担。

芡实

推荐理由：中医认为，肾为先天之本，脾胃为后天之本，养胃要先健脾。而芡实性平，味甘，"补而不峻""防燥不腻"，既能益肾，又能健脾，还能祛湿止带，是秋分平补首选的中药食材。

墨鱼

推荐理由：墨鱼具有滋肝肾、补气血、清胃火的功效，能帮助人体化解食积导致的胃火，是秋季清补的佳品。

• 寒露暖脾肺，强身体 •

进入寒露以后天气逐渐转冷，昼夜温差增大，阴阳之气开始转变，阳气渐衰、阴气渐长，易使人患上感冒、腹泻等疾病。因此，在寒露前后，要注意保暖，以防脾肺受寒。平时可多吃益气暖身的食物，以提高身体免疫力，抵抗细菌和病毒侵袭。

寒露饮食宜忌

宜 鱼类、贝类等食物富含蛋白质、锌、硒，蔬菜富含维生素和膳食纤维，这些营养素对提高身体免疫力有帮助，秋季时不妨多吃。

宜 生姜红糖茶有发散解表、提升阳气的功效，秋季时常喝可以帮助预防感冒。

忌 寒露早晚较凉，不宜食用生冷食物，以免寒邪伤及肺、脾两脏而诱发咳嗽、腹泻等疾病。

寒露食物推荐

牛肉

推荐理由：牛肉具有滋养脾胃、温中益气的功效。寒露节气天气转寒，适量食用牛肉可以暖身、补气、强身体。

螃蟹

推荐理由：螃蟹含有丰富的蛋白质及微量元素，具有滋阴益气、补骨髓、充胃液等功效。寒露节气适量食用，对身体有益。需要注意的是，螃蟹性寒，吃螃蟹时宜搭配黄酒、生姜等温性暖身食物一起食用。

鸡肉

推荐理由：鸡肉富含优质蛋白质、钙、铁等多种营养物质，具有温中补虚、强身健体等功效。寒露时适量食用鸡肉，有助于增强体质，提高身体免疫力。

核桃

推荐理由：核桃是健脑、补肾的佳品，含有丰富的亚油酸、亚麻酸等多不饱和脂肪酸，具有健脑的功效，对身体十分有益。

·霜降补益肺气，抵御寒邪·

霜降是秋季的最后一个节气，也是秋季到冬季的过渡时节，意味着秋天即将结束。霜降前后寒邪与燥邪常一同侵袭人体，是易患感冒的时期，也是慢性支气管炎容易复发或加重的时期。因此，要养阴生津，减少燥邪对肺脏的伤害；要适度平补，以抵御寒邪。

霜降饮食宜忌

（宜）油菜、白菜、白萝卜、柑橘、梨、苹果等新鲜的蔬菜、水果中含有丰富的维生素、膳食纤维以及大量水分，霜降时适量食用，能养阴生津，预防燥邪伤肺。

（宜）水具有清润的作用，能预防和缓解燥邪对人体的伤害，因此霜降虽冷，仍要及时补充水分，以饮用温开水为宜。

（宜）霜降寒邪入侵，因此宜适量食用洋葱、香菜、葱、姜等食物，以发散风寒，提高身体的御寒能力。

（忌）霜降前后忌吃冰激凌、冷饮等生冷食物，以免寒邪入体而引发不适。

霜降食物推荐

洋葱

推荐理由：洋葱具有发汗解表的功效，其所含的苹果酸、磷酸等会刺激血液循环，使新陈代谢加快。霜降时适量食用洋葱，能预防寒邪导致的感冒咳嗽。

枸杞子

推荐理由：枸杞子自古就是润肺清肝、滋肾益气、生精助阳的佳品，霜降时节适量食用，能养肺气、固肾气，对身体十分有益。

香菜

推荐理由：香菜具有芳香健胃、祛风解毒的功效，能有效缓解感冒症状，还能利便、利尿。霜降节气，寒性体质者适当吃点香菜可能改善手脚发凉的症状，还能提高身体的御寒能力，预防和缓解感冒。

冬 季

• 立冬敛阴气，护阳气 •

立冬，标志着秋季结束，冬天开始。立冬以后，随着气温的降低，人体的生理活动需要更多的热量来维持，而热量最直接的来源就是食物，因此立冬时节可吃一些增强体质的食物，如牛肉、羊肉等，以敛阴护阳，为冬季养藏做准备。

立冬饮食宜忌

宜 立冬是养精蓄锐的开始，因此宜适当进补，可选择吃一些温热性的食物，如羊肉、牛肉、鳝鱼等。

宜 从立冬开始，天气变得寒冷，人们的户外活动减少，加上冬令进补，很容易导致血脂增高，因此宜多吃谷类、豆类、蔬菜、水果，少吃含动物脂肪和胆固醇多的食物。

忌 说到立冬进补，很多人第一反应是吃狗肉。需要注意的是，狗肉性质大热，如果盲目进补很容易诱发上火燥热的症状。

立冬食物推荐

榛子

推荐理由：榛子具有补脾胃、益气力的作用。榛子中含有丰富的单不饱和脂肪酸，有助于降血压、降血脂，防治心血管疾病，适宜立冬进补食用。

山药

推荐理由：许多流传下来的著名方剂中都含有山药，如六味地黄丸、金匮肾气丸、薯蓣丸等。山药具有强健机体、滋肾益精的功效，是立冬进补的理想选择。

• 小雪保护阳气，温养肺胃 •

小雪因居于初冬，雪尚小、寒未深，故名小雪。小雪天气寒冷，北风呼啸，肺部易受风寒，胃部受寒冷刺激也容易发生胃痛。因此，小雪时节宜保护阳气，温养肺胃。如果小雪时节藏阳不足，肺胃受寒，不仅易引发感冒咳嗽、腹泻等不适，还使来年春天缺少阳气的生发力量。

小雪饮食宜忌

宜 天气寒冷刺激脾胃，容易引发腹痛、腹泻等胃肠道疾病，因此宜吃温热食物，以温暖脾胃。

宜 小雪天肺部易受寒而引起感冒、咳嗽，因此宜适量食用生姜、葱、香菜、洋葱等温中散寒的食物。

忌 酸、冷食物易伤脾胃，小雪时节不宜食用这类食物。

小雪食物推荐

辣椒
推荐理由：辣椒能刺激体内热调节系统，加快新陈代谢，从而起到温暖脾胃、御寒防冻的作用。小雪时节，在炒菜时宜添加一些辣椒，辣椒将辣味"传染"给菜肴，菜肴的辣味可驱散体内的寒气，同时也避免了大量食用辣椒而刺激胃肠、引起不适。

小茴香
推荐理由：小茴香具有散寒止痛、和胃理气、去腥解腻的功效，小茴香中所含的挥发油有一定的抗菌作用，对冬季天气寒冷引起的感冒有预防作用。

生姜
推荐理由：俗话说"常吃生姜，不怕风霜"。姜含有挥发性姜油酮和姜油酚，具有活血、祛寒、除湿、发汗等功能。小雪时节天气寒冷，容易感冒，这时吃几片姜或喝热姜汤，可促进血液循环，使全身发热出汗，从而减轻感冒症状。

• 大雪温阳散寒，养血补肾 •

大雪天，天寒地冻，气候严寒，如果不注意保暖，易导致感冒、支气管炎、支气管哮喘、脑血栓，以及关节炎、足跟痛等疾病的发生。寒气通于肾，肾受寒则人体免疫力降低而容易患上疾病。因此，大雪时节应注意防寒保暖、养血强身、温肾助阳。

大雪饮食宜忌

宜 饮食宜温热，适量食用狗肉、羊肉、牛肉、生姜、胡椒等能温阳散寒、养血补肾的食物。

宜 大雪天气寒冷，需要吃温热食物补身御寒，但同时也要补充充足的水分，以免体内胃热炽盛而导致上火症状。

忌 凉菜、冰激凌、冷饮等生冷食物可刺激胃肠道，使人感觉寒冷，大雪时不宜食用。

大雪食物推荐

当归

推荐理由：当归具有温中补血、活血调经等功效，大雪时天气寒冷，易诱发关节炎，适量使用当归做药膳，能起到活血止痛的作用。

虾

推荐理由：虾不仅富含钙，还是补肾的佳品。肾受寒则人体容易患病，而适量吃虾，能温补肾阳，提高机体免疫力，抵御疾病的侵袭。

白萝卜

推荐理由：俗话说"冬吃萝卜夏吃姜，不劳医生开药方"。白萝卜是冬季的时令蔬菜，有"小人参"的美称。其具有清热解毒、健胃消食、化痰止咳、顺气利尿、生津止渴等作用。大雪节气天气寒冷干燥，人们普遍进补，而此时适量吃白萝卜，既能化解冬燥带来的不适，还能预防过度滋补所致的内热过盛。

· 冬至补阳益阴防燥邪 ·

"冬至一阳生"，节气运行到冬至这一天时，人体内阳气蓬勃生发，最易吸收外来的营养而发挥其滋补功效，因此在冬季前后宜补养阳气。另外，冬季天气干燥，燥气伤阴，在补阳的同时也要注意滋益阴精，让身体变得滋润起来。

冬至饮食宜忌

(宜) 葱、姜、蒜、花椒、大料等佐料具有解表散寒的功效，羊肉、牛肉、鸽肉、鸡肉等具有益气补肾、强身健体的功效，都适合冬至养阳之用。

(宜) 冬燥易导致体内有火，冬至时可以多吃新鲜的蔬菜、水果，以养阴润燥。另外，白色食物能防燥，可选择白萝卜、白菜、冬瓜、百合、银耳、莲藕、莲子等食物，适量食用。

冬至食物推荐

腰果

推荐理由：腰果富含脂肪、维生素 D、DHA 等营养物质，有健脾益胃、补肾养阳、养肺护肤等功效。冬至时天气寒冷，人体的五脏六腑运转变慢，皮肤也变得粗糙和干燥，此时若适量食用腰果，既能暖身，还能润泽肌肤，预防皮肤干燥。

白菜

推荐理由：冬季天气干燥寒冷，燥气伤阴，容易出现肠燥便秘，而且寒风对人的皮肤伤害极大。而白菜含有丰富的维生素 C、维生素 E，可以起到很好的润肠通便、润肤养颜的作用，并能在一定程度上预防血栓形成、降低血压，所以冬季宜多吃白菜。

猕猴桃

推荐理由：猕猴桃具有生津润燥、清热止渴等作用。另外，猕猴桃中还富含可溶性膳食纤维，可润肠通便、排毒瘦身。冬至时节适量食用猕猴桃，能缓解冬燥带来的不适。

·小寒温补肾阳，增强体质·

小寒时节，虽然天渐寒，尚未大冷，但从气象记录看，小寒却比大寒冷，可以说是全年二十四节气中最冷的节气。因此，小寒前后应注意保暖，防寒补肾，敛藏精气，固本扶元。

小寒饮食宜忌

（宜）黑色入肾经，黑米、黑豆、黑芝麻、黑枣等黑色食物具有补肾固精、强筋骨的作用，小寒时节不妨多吃。

（宜）核桃、松子、榛子等干果含有脂肪，而脂肪是人体存储能量、防寒保暖的基础，因此也适合在天气寒冷的小寒时节作为暖身品食用。

（宜）小寒时节，为了应对寒冷的天气，人们需要大量进食，这样会加重肠胃的负担，所以在进补的同时要多吃富含膳食纤维、具有润肠通便作用的蔬菜和水果，以促进消化、保养肠胃，预防肠燥便秘、口腔溃疡、咽喉肿痛等"上火"症状。

（宜）不同人群，进补的量也有所差别。老年人因机体消耗较少、肠胃功能较差，饮食宜营养、清淡、易消化。而青年人机体代谢旺盛，所需的蛋白质和热量要比老年人多，因此青年人要保证三餐营养，注意粗细粮合理搭配，并保证摄入适量的脂肪。

（忌）小寒前后忌冰冷的饮料等。此时，不应食用或饮用冰凉的食物或饮料，因为中医认为"冬不藏精，春必病瘟"，冬季应固守精气，不要耗损太多元气，否则来年春天容易身体虚弱。

小寒食物推荐

羊肉

推荐理由：《本草拾遗》中将羊肉与人参相提并论，认为它是温补、强身、壮体的肉类上品，能有效改善肾虚腰疼、病后虚寒、产后出血等病症；羊肉还含有微量性激素，具有壮阳作用。

吃对了少生病

羊肉汤——让你暖到心窝里

材料：羊肉 400 克，核桃仁 30 克，山楂 3 个，葱段、姜片各适量。

调料：盐、料酒各适量。

做法：

1. 将羊肉放入清水中浸泡 1 小时，捞出切块，洗净。

2. 砂锅中加入适量清水，放入羊肉块，以大火烧沸，撇去浮沫，放入葱段、姜片、料酒、山楂、核桃仁，用小火炖至羊肉熟烂，加入少许盐调味即成。

山楂

推荐理由：寒冷的天气人们总觉得吃饱了才能御寒，可过饱会加重肠胃负担，因此适量食用山楂可以促进蛋白质、脂肪的分解，有利于消化，并且山楂对预防动脉粥样硬化、心脑血管疾病也有很好的作用。

山楂粥——酸甜可口，促进消化

材料：新鲜山楂适量，粳米 100 克。

调料：冰糖少许。

做法：

1. 新鲜山楂洗净，去核。

2. 粳米淘洗干净，加入适量水煮至半熟，加入山楂肉、冰糖煮至粥成即成。

草鱼

推荐理由：草鱼含有丰富的不饱和脂肪酸，对血液循环有利，是心血管病人的良好食物。对于身体瘦弱、食欲不振的人来说，草鱼肉嫩而不腻，可以作为开胃、滋补食物食用。

清炖草鱼——开脾胃，补身体

材料：草鱼 1 条，姜片适量，盐、醋、植物油各适量。

做法：

1. 将草鱼处理干净，加姜片、少许盐腌渍 15 分钟。

2. 锅中加油烧热，下草鱼煎至两面金黄，然后加入适量水，大火煮沸后转小火炖 45 分钟，加盐调味即成。

季节轮流转，你吃对了吗

· 大寒固护脾肾，预防肝火 ·

民间有"大寒大寒，防风御寒，早喝人参黄芪酒，晚服杞菊地黄丸"的说法。大寒时节，要注意防风保暖、补气养肾。需要注意的是，冬季寒冷，人体需要聚集热量，再加上大量进补，使热郁积体内，容易有肝火。因此，大寒时节还要调理脾、肝，预防肝火郁结。

大寒饮食宜忌

宜 新鲜的绿叶蔬菜水果，如黄瓜、橙子、苦瓜、无花果、豌豆苗、韭菜、胡萝卜等，都有良好的清肝火作用，鸡肝、猪肝等食物具有补肝、养肝的功效，非常适宜在大寒前后食用。

宜 黄色食物入脾，可适量食用黄豆、柑橘、香蕉、柠檬、黄玉米等黄色食物固护脾脏。

大寒食物推荐

菊花

推荐理由：很多人都以为菊花能清热解毒，适合在夏、秋季节食用。其实不然，它也是冬季养肝必不可少之物。菊花是清肝明目的好药材，对肝火旺、用眼过度导致的眼睛干涩有改善作用。

枸杞子

推荐理由：枸杞子是药食同源之物，具有很强的保健功效，"久服坚筋骨，轻身不老，耐寒暑"。枸杞子具有滋补肝肾的功效，对虚劳精亏、腰膝酸痛、肝火旺盛等具有缓解作用，非常适宜在大寒时节用于补肾养肝。

蒜

推荐理由：蒜含有大蒜素，具有杀菌、消炎的功效，大寒时适量食用，能提高身体免疫力，抵御风寒感冒病毒的侵袭。另外，适量食用蒜，还能增进食欲、加速消化。

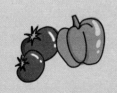

辨不同体质，你吃对了吗

　　中医有一条很重要的治病原则，即"寒者热之，热者寒之"。这条治病原则对我们平时的饮食养生很有意义。人的体质分湿热、痰湿、阴虚、阳虚等，热性体质宜吃寒凉食物，而寒性体质则宜吃热温食物。如果吃错了，会火上浇油、雪上加霜。因此，饮食养生，一定要根据自己的体质选择食物。

平和体质，"中庸之道"是最佳选择

平和体质的人通常生活规律，体重不胖不瘦，而且情绪稳定，对环境和气候的变化适应能力比较强。《黄帝内经》中说："平人者，不病也。"平时很少生病，即使生病了也有较强的自愈能力。

饮食原则

平和体质的人，身体阴阳平衡，日常饮食应以营养平衡为原则，保持蛋白质、维生素、矿物质、碳水化合物等营养物质的均衡摄入；五味养五脏，但过酸伤脾、过咸伤心、过甜伤肾、过辛伤肝、过苦伤肺，因此平和体质的人平日饮食应谨和五味，忌过于偏颇某一味食物。

饮食宜忌

宜 根据身体需要，适当进补。平和体质虽然是一种比较健康的状态，但不同的时期，身体的需要不一样。例如，儿童时期，身体处于快速生长发育期，对营养的需求量很大，宜保证饮食营养全面、均衡；更年期，因为卵巢功能的退化，身体的激素水平出现变化，可根据体质的阴阳偏向适当进补，或益肾阴，或补肾阳；老年期，五脏功能减弱，这时宜适当调理，以促进新陈代谢，延缓衰老。

忌 平和体质的人本身阴阳平衡，因此不宜经常药补，以免破坏身体的健康状态。

宜吃食物推荐

土豆

推荐理由：土豆性平，味甘，有和胃调中、益气强身、抗衰老等多种功效。平和体质的人适量食用土豆，不仅能补充热量和营养，还能调养脾胃，预防便秘。

养生佳肴推荐

土豆苦瓜西红柿汤——润肠排毒，美容养颜

材料：土豆、西红柿各 1 个，苦瓜、胡萝卜各半根，洋葱片少许。

调料：盐、植物油各适量。

做法：

1. 土豆去皮，切块；苦瓜洗净，剖开去子，切片；西红柿洗净切块；胡萝卜洗净，去皮，切片。

2. 油锅烧热，下洋葱片、土豆块炒至半熟后，下入西红柿块炒软，倒入适量清水煮沸，下入苦瓜片、胡萝卜片、盐，煮至入味即成。

黄豆及其制品

推荐理由：黄豆有"豆中之王"之称，被人们叫做"植物肉"，营养价值很高。由黄豆做成的豆腐、豆浆、豆皮等是优质蛋白质、钙等营养物质的理想来源，非常适宜平和体质的人作为食补之用。

养生佳肴推荐

黄豆花生汤——缓解更年期综合征

材料：黄豆、花生各 50 克。

适量：冰糖 1 大匙。

做法：

将黄豆、花生洗净，放入锅中，加入适量水煮至黄豆、花生熟软，加冰糖调味即成。

川贝炖豆腐——清热润肺，化痰止咳

材料：川贝母 5 克，豆腐 1 块。

调料：冰糖适量。

做法：

川贝母打碎或研粗末，与冰糖一起放在豆腐之上，放入炖盅内，炖盅加盖，小火隔水炖 1 小时即成。

气虚体质，饮食养生重在补养元气

气虚体质是指身体的气不足而导致身体虚弱的一种体质。气虚体质的人，通常体力和精力都明显不济，稍微活动一下或工作、运动时间稍长就有疲劳不适的感觉，与人们经常说的亚健康状态相似。

饮食原则

饮食以补气养气为基本原则，多吃益气健脾的食物；多吃性平、味甘或者甘温的食物，多吃营养丰富同时又容易消化的食物；补益要缓缓而补，千万不能蛮补；少吃多餐，忌暴饮暴食。

饮食宜忌

宜 气虚体质者宜多吃山药、小米、红枣、牛肉、蜂蜜等营养丰富、容易消化且具有益气健脾功效的食物。

忌 气虚体质的人对食物的寒热比较敏感，食物太热或太寒，都会受不了。比如气虚者吃辣椒，会感觉很燥热；羊肉性偏热，气虚者吃多了，不但气补不上来，反而会助热生痰；过于寒凉的食物，比如苦瓜、西瓜、螃蟹等，气虚者吃多了，会出现苦寒败胃的现象，使气虚情况更加严重。

忌 不吃或少吃白萝卜、空心菜等有耗气弊端的食物。另外，还要少吃油炸、油腻的食物。

忌 气虚体质者进补忌急功近利，以免虚不受补，反而伤害脾胃。

宜吃食物推荐

山药

推荐理由：山药营养丰富，补而不滞、不热不燥，能补脾气而益胃阴，为补气佳品。对气虚体质或久病气虚者最为有益，宜常食用。

养生佳肴推荐

山药鸡丝——补充营养，增强体质

材料：鸡胸肉片 300 克，山药丝 150 克，枸杞子 5 克，蒜片、葱段各适量。

调料：料酒、盐、鸡精、高汤、植物油各适量。

做法：

1. 鸡胸肉片切丝，加盐腌渍 10 分钟，入沸水中氽烫片刻，捞出，沥干水分备用。

2. 热锅，加植物油烧热，放入葱段、蒜片爆香后，下鸡丝略炒，再加入山药丝及所有调料，以大火快炒均匀，最后放入枸杞子拌炒数下即成。

粳米

推荐理由：粳米性平，味甘，归脾、胃经，能补中益气。清代王孟英还把粳米粥誉为"贫人之参汤"。

养生佳肴推荐

桂圆芝麻二米粥——益气补虚、养心安神

材料：粳米、小米各 100 克，黑芝麻 50 克，桂圆 5 个。

做法：

将淘洗干净的小米、粳米放入锅中，加入适量水煮至半熟，加入去核的桂圆肉和炒香的黑芝麻，煮至米熟粥成。

红枣

推荐理由：红枣性温，味甘，归脾、胃经，具有益气补血、养血安神的功效，历代医家常建议气虚病人多食，气虚者以将红枣煨烂服食为佳。

养生佳肴推荐

薏米红枣排骨汤——补气养血、消除水肿

材料：排骨 200 克，薏米 20 克，红枣 10 颗，姜片 15 克。

调料：盐、鸡精各适量，米酒 10 毫升。

做法：

1. 排骨切段，冷水下锅，煮净血水，捞出冲净；薏米、红枣分别洗净。

2. 将所有材料放入锅中，加入适量水，倒入米酒，大火烧开后转小火炖 2 小时，最后加盐、鸡精调味即成。

气郁体质，减轻压力、畅达情志很重要

气郁即人体内气机运行不畅。气负责推动血液的运行，气郁不畅则会影响血液对身体的濡养，使脾不升清、运化失健，还会扰乱心神，使其不能调畅情志，于是就容易出现气机郁结，导致心情抑郁、性格内向、敏感多疑，即气郁体质。

饮食原则

气郁体质者饮食应以疏肝理气、保养肝血、健脾养心为原则，常吃健脾益胃、理气解郁、疏肝养血的食物。

饮食宜忌

宜 脾运化失健可导致气血不畅而导致气郁，因此气郁体质的人平时宜多吃具有调理脾胃功能的食物，如荞麦、高粱、蘑菇、柑橘、白萝卜、洋葱、丝瓜等。

宜 气郁体质的人平时宜适量吃具有理气解郁功效的食物，能疏肝理气，缓解抑郁情绪。紫苏、薄荷、玫瑰花茶、菊花茶、桂花茶、薰衣草茶等具有理气解郁的功效，平时可多吃。

宜 气郁体质的人少量饮用葡萄酒，可行气活血、舒解情绪问题，但要注意不能过度。

忌 雪糕、冰激凌、冰冻饮料等冰冻食品，气郁体质者宜少吃；睡前应避免饮茶、咖啡等具有提神醒脑的饮品，以免影响睡眠。

宜吃食物推荐

玫瑰花

推荐理由：玫瑰花有很好的行气解郁的作用，所以平时用玫瑰花煮粥，或者用热水泡上几朵代茶饮用，能缓解紧张焦虑的情绪。

养生佳肴推荐

玫瑰樱桃粥——行气解郁，缓解紧张情绪

材料：粳米 100 克，玫瑰花 5 朵，樱桃 10 颗。

调料：白糖适量。

做法：

粳米清洗干净，放入锅中加适量水，用小火熬煮至米烂时加入洗净的玫瑰花、樱桃，继续熬煮 20 分钟，加白糖调味即成。佐餐食用。

注意：玫瑰花有活血化瘀的作用，服用后能使人气血运行加快，容易造成孕妇流产，所以孕妇不宜食用。

柑橘

推荐理由：柑橘具有止咳化痰、健胃、消肿止痛、疏肝理气等多种功效，适量食用能顺气解郁，非常适合气郁体质的人食用。

养生佳肴推荐

橘子蜂蜜糊——让心情甜润如蜜

材料：橘子 250 克。

调料：蜂蜜适量。

做法：

将橘子去皮、核，橘子果肉放入大碗中研碎，再加入蜂蜜搅拌均匀即成。

牛奶

推荐理由：牛奶含有抑制神经兴奋的成分，能有效帮助睡眠，并能安抚情绪。气郁体质的人每天晚上睡前喝一杯温热的牛奶，不仅能助眠，还能解郁、润燥、美肤。

养生佳肴推荐

牛奶粥——养心安神，促进睡眠

材料：牛奶适量，大米 100 克。

调料：白糖适量。

做法：

1. 粳米淘洗干净，放入锅中加入适量水煮粥，晾温。

2. 牛奶加热，倒入晾温的粳米粥中，加白糖拌匀即成。

阴虚体质，养阴降火、滋阴润燥

阴虚就是指人体内的精、血、津液等阴液不足，阳气相对亢盛，结果导致了阴阳不平衡的情况。阴虚体质的人因为体内津亏液少不能制火，从而出现口干舌燥、手足心热等虚热表现。而火炽又会灼伤津液使阴虚加重，两者常互相影响，形成循环。

饮食原则

饮食以清热滋阴、养阴生津为原则，宜清淡、滋补，多吃能清热降火且营养丰富的食物；可多吃酸性、寒凉或平性的食物；补充充足的水分。

饮食宜忌

宜 石榴、葡萄、枸杞子、柠檬、苹果、梨、柑橘、香蕉、荸荠、甘蔗、冬瓜、丝瓜、苦瓜、黄瓜等食物具有清热、滋阴、润燥的功效，阴虚体质的人平时宜多吃。

宜 猪瘦肉、兔肉、鸭肉、龟肉、蚌肉、牡蛎等食物富含优质蛋白质，且容易消化；新鲜蔬菜、瓜果富含膳食纤维、维生素。阴虚体质的人平时宜适量食用。

忌 花椒、味精、辣椒、葱、姜、蒜、生韭菜、虾仁、核桃、樱桃、杏、羊肉等温燥的、辛辣的、香浓的食物都伤阴，阴虚体质者一定要少吃。

忌 寒凉食物虽然能给阴虚体质者带来一时的舒适，但毕竟寒凉伤脾胃，因此不可以无节制地吃性质寒凉的食物。

宜吃食物推荐

苹果

推荐理由：酸甘可化阴，甘寒可清热。苹果性凉，味甘、微酸，具有生津止渴、清热除烦、润肺开胃的功效。现代研究发现，苹果中含有丰富的果胶，可促进人体将体内的毒素、热毒排出体外。因此，阴虚体质者平时宜多吃苹果。

养生佳肴推荐

酸甜苹果丝——清热排毒，生津止渴

材料：苹果半个，甜椒 30 克。

调料：醋、白糖、盐各少许。

做法：

1. 苹果洗净，切丝，用盐水浸泡 2 分钟，然后用冷开水冲洗；甜椒洗净，去蒂、子，切丝。

2. 将苹果丝、甜椒丝放入盘中，加醋、白糖、盐拌匀即成。佐餐食用。

莲藕

推荐理由：莲藕具有清热生津、润肠排毒等多种功效，对阴虚内热有缓解作用，因而非常适宜阴虚体质者食用。莲藕生吃清热，熟吃健脾胃，阴虚体质者可以根据自己的需要选择合适的食用方式。

养生佳肴推荐

莲藕芥菜汤——养阴生津，补益脾胃

材料：莲藕 200 克，芥菜 100 克。

调料：盐、香油各适量。

做法：

莲藕去皮，洗净，切片；芥菜洗净，切段。将莲藕放入锅中，加入适量水煮至莲藕熟，放入芥菜煮软，加盐、香油调味即成。

苦瓜

推荐理由：苦味可清热泻火、生津液。苦瓜是苦味食物中的翘楚，具有清热消暑、养血益气、润肠生津等多种功效，阴虚体质者适量食用，能缓解口干舌燥、五心烦热等阴虚内热症状。但苦瓜性寒凉，不宜多吃、久吃。

养生佳肴推荐

黑木耳炒苦瓜——清热排毒好清爽

材料：苦瓜 1 根，干黑木耳 10 克，胡萝卜、盐、味精、白糖、香油各适量。

做法：

将苦瓜洗净，去子，切斜片；黑木耳用清水泡发，撕成片；胡萝卜洗净，切片。油锅烧热，下入苦瓜片煸炒，下入黑木耳片、胡萝卜片，调入盐、味精、白糖，快速翻炒均匀，最后淋入香油即成。

阳虚体质，健脾补肾双管齐下

阳气是人体的动力，能维持体温、产生能量、促进人体废物排泄、鼓舞生机。阳虚体质即指人体的阳气不足。人体的太阳不那么灿烂了，就会出现平素畏冷、手足不温、易出汗、喜热饮食、头发稀疏不茂密、精神不振、睡眠偏多，以及男性遗精、早泄，女性白带清稀、易腹泻、排尿次数频繁、性欲衰退等症状。

饮食原则

饮食以温补肾阳为主，益气养阴为辅，缓缓调治，切忌强补；宜多吃热量高、营养丰富的食物；多吃温热性质的水果、蔬菜和肉类。

饮食宜忌

(宜) 核桃、韭菜、辣椒、南瓜、胡萝卜、山药、羊肉、牛肉、鸡肉、虾、花椒、小茴香、桂皮等温热性质的食物对补充阳气有好处，阳虚患者平时可适量食用。

(宜) 阳虚体质者秋冬季可适量喝山药栗子红枣糯米粥，不仅暖身暖胃，还能补阳气。

(忌) 阳虚体质者多吃盐很容易引起肥胖、水肿、小便不利、高血压等病症，因此阳虚体质者不能吃得太咸，要减少盐的摄入量。

(忌) 寒性食物会加重阳气亏损的程度，因此阳虚体质者不宜食用梨、荸荠、绿豆、苦瓜、黄瓜、空心菜、螃蟹、蛤蜊等寒凉性质的食物，以及冰激凌、冷饮等寒凉食物。

宜吃食物推荐

羊肉

推荐理由：羊肉是温补的佳品，常吃可以祛湿气、避寒冷、暖心胃、补元阳，对补充阳气、提高人的身体素质有益，非常适宜阳虚体质者食用。

养生佳肴推荐

山药枸杞子羊肉汤——温补肾阳，暖身驱寒

材料：羊肉200克，猪瘦肉100克，枸杞子、山药各20克，沙参10克，姜片、葱花各适量。

调料：盐、鸡精各适量。

做法：

1. 将羊肉、猪瘦肉洗净切片；枸杞子、沙参分别洗净；山药洗净，切块。

2. 锅内烧水，水开后放入羊肉片、猪瘦肉片氽烫，捞出洗净。将全部材料一起放入煲中，加入适量清水，大火煲开后改小火煲约90分钟，加盐、鸡精调味，撒上葱花即成。

桂圆

推荐理由：桂圆有壮阳益气、补益心脾、养血安神、润肤美容等多种功效，阳虚体质者适量食用，能补养肾阳、活血养血、美容养颜。

养生佳肴推荐

桂圆荔枝鹌鹑蛋汤——甜甜润润最美人

材料：桂圆肉15颗，鹌鹑蛋10个，红枣5颗，荔枝肉5克，莲子10克，枸杞子5克，生姜、火腿各少许。

调料：清汤适量，盐、冰糖、料酒各少许。

做法：

1. 红枣、莲子用开水泡透；枸杞子、荔枝肉、桂圆肉洗净；生姜去皮切末；火腿切片。

2. 锅内加水，加少许盐，放入鹌鹑蛋，用小火煮熟，捞起冲凉，去壳，然后将准备好的全部食材都放入炖盅内，放盐、冰糖、料酒，注入清汤，加盖，入蒸锅隔水蒸40分钟即成。

辨不同体质，你吃对了吗

血瘀体质，活血化瘀刻不容缓

血瘀是指血液瘀滞不通、离经之血不能及时排出和消散，这些失去生理功能的血液如果长期停留在体内，就会壅堵在经脉之内，瘀积于脏腑器官组织中。血瘀体质者大多偏瘦，有的人还经常被身上某部位的疼痛困扰，如女性痛经，男性身上有瘀青等。

饮食原则

血瘀体质者饮食应以活血化瘀、舒肝养血为原则，多吃能行气活血的食物；少量饮酒，以活血祛瘀。

饮食宜忌

（宜）血瘀体质的人，平时应多吃具有活血化瘀、理气养血功效的食物，如山楂、醋、玫瑰花、茉莉花、金橘、木瓜、黑木耳、海带、橘子、蒜、生姜、茴香、桂皮、丁香、韭菜、柠檬、柚子等。

（宜）香附、郁金、当归、红花、三七等中药具有行气活血的功效，血瘀体质者可在医生的指导下适量服用以上药物，也可以搭配食物做成药膳，补益效果也不错。

（宜）红糖、红葡萄酒、糯米甜酒最适合女性血瘀体质者调养食用。

（忌）血瘀体质者平时不宜过量食用肥肉、奶油、鳗鱼、蟹黄、蛋黄、巧克力、油炸食品、甜食等，以防血脂增高、阻塞血管以致影响气血运行；不宜喝冷饮，以免影响气血运行。

（忌）血瘀体质者不宜吃过多盐和味精，避免血液黏稠度增高而加重血瘀的程度。

宜吃食物推荐

山楂

推荐理由：山楂是药食同源之物，酸甜可口，营养丰富，而且有重要的药用价值，自古以来就被称为健脾开胃、消食化滞、活血化痰的良药，能入血分而散除郁结，可用于血瘀疼痛。

养生佳肴推荐

西红柿山楂粥——缓解血瘀型痛经

材料：山楂40克，西红柿30克，大米100克。

调料：冰糖10克。

做法：

1.山楂洗净；西红柿洗净切丁；大米洗净，用清水浸泡1小时。

2.锅置火上，加适量水，放入山楂，大火煮开。

3.然后下入大米，大火煮沸，转小火煮成稀粥，最后再调入已切丁的西红柿丁，加冰糖调味，稍煮至冰糖溶化即成。

黑木耳

推荐理由：黑木耳有很强的抗血液凝聚的作用，还能够有效清除血管壁上的瘀积，非常适合血瘀型体质者日常调养时食用。另外，黑木耳若能搭配具有行气活血功效的红枣，活血祛瘀效果更佳。

养生佳肴推荐

木耳红枣粥——缓解血瘀症状

材料：大米100克，黑木耳20克，红枣5~6颗。

做法：

1.大米淘洗干净，浸泡30分钟；黑木耳放入温水中泡发，择去蒂，除去杂质，撕成瓣状；红枣洗净去核。

2.将所有材料放入锅内，加适量水，用大火烧开，然后转小火炖熟，直至黑木耳软烂、大米成粥。

痰湿体质，通气血、祛湿痰、养脾胃

痰湿体质，就是由痰湿长期停积于体内而形成的一种体质类型。痰湿中的"痰"并不仅指呼吸道排出的痰液，而是指因水液代谢过程不通畅产生的废物。当这些废物随着气血的运行流传至全身时，可引起许多疾病。

饮食原则

饮食以通气血、祛湿痰为原则；脾为生痰之源，平时宜多吃清热化痰、健脾养胃的食物；宜多吃低脂肪、低糖、低热量、富含膳食纤维的食物；忌暴饮暴食、进食速度过快或饮食过饱；戒烟戒酒。

饮食宜忌

宜 高热量饮食是导致痰湿体质的重要原因，因此痰湿体质者的饮食要低脂肪、低糖、低热量、高纤维。

宜 宜吃的食材有薏米、冬瓜、陈皮、茯苓、山药等。

忌 痰湿体质的人本身体内津液就运化不利，再吃过多酸、甜、寒凉食物就更容易滞湿生痰，因此，痰湿体质者宜少吃乌梅、西瓜、冷饮、冰激凌等食物。

忌 肥肉、蛋黄、鱼子、猪脑、羊脑等高脂肪、高胆固醇食物，巧克力、花生、各种甜食、甜果汁等甜食，都可助湿生痰，痰湿体质者宜少吃。

宜吃食物推荐

冬瓜

推荐理由：冬瓜具有利小便、祛湿邪、消除肿胀等功效，对痰湿体质者体内的湿邪水肿有改善作用，因而适合痰湿体质者食用。

冬瓜红豆汤——缓解湿邪水肿

材料：冬瓜 300 克，红豆 50 克。

调料：盐适量。

做法：

1. 冬瓜洗净，切块；红豆用清水浸泡 1 个小时。

2. 将冬瓜、红豆一起放入锅中，加入适量水，大火煮沸后转小火炖至红豆熟，加盐调味即成。

普洱茶

推荐理由：普洱茶具有祛除油腻、消食养胃、化痰降浊、润肠通便等功效，非常适合痰湿体质者食用。普洱茶还具有降低胆固醇及甘油三酯的功效，痰湿体质者经常喝普洱茶，对预防高脂血症、高血压等疾病有益。

玫瑰普洱茶——理气健脾，祛痰化湿

材料：普洱茶、玫瑰各 3 克。

做法：

取普洱茶放入杯中，注入沸水，浸没茶叶，然后快速将茶水倒出以醒茶。往盖碗内重新注入沸水，放入玫瑰花，待茶香和花香扑鼻而来时即可饮用。

薏米

推荐理由：薏米具有健脾利水、祛湿除痰的功效，对痰湿引起的肥胖有改善作用，而且还能改善脸上长痘的情况。

薏米菊花粥——健脾利湿、减肥瘦身

材料：菊花 30 克，薏米、大米各 100 克。

做法：

将薏米、大米淘洗干净，一起放入锅中，加入适量水煮至薏米熟，加菊花再煮 20 分钟即成。

辨不同体质，你吃对了吗

湿热体质，清热祛湿是重点

湿热体质是一种内部环境不清洁、体内又湿又热、湿热氤氲、排泄不畅通的体质。湿热体质的人内外都不"清洁"，体内有湿热邪气，脸上看起来也不干净，总是油腻腻的，常有痤疮，背后、臀部也起小疖肿等等，对人体的健康和美丽都影响很大。

饮食原则

饮食以祛湿清热为原则，多吃性质寒凉、味淡或苦的食物；适量饮水；饮食有节，不宜暴饮暴食；少吃肥腻食品、甜味品，少吃辛辣刺激的食物。

饮食宜忌

宜 湿热体质的人平时宜多吃具有清热利湿功效的食物，如苦瓜、冬瓜、黄瓜、薏米、红豆、莲藕、荸荠、甘蔗、白萝卜、大白菜等。

宜 香菜、藿香等气味芳香的食材可化除湿邪，湿热体质者可适量食用。

忌 羊肉、虾、荔枝、桂圆等性质温热的食物可加重湿热症状，湿热体质者不宜多吃。

忌 韭菜、辣椒、桂皮、生姜、花椒、胡椒、小茴香、大蒜、豆蔻等辛辣、性温热，易助热生火而加重湿热症状，因此湿热体质者不宜多吃。

宜吃食物推荐

红豆

推荐理由：红豆又称"金豆"，具有清热除烦、利水消肿、促进消化等功效，湿热体质适量食用，有助于排出体内积热。

养生佳肴推荐

薏米红豆粥——清热化湿，利水消肿

材料：大米 100 克，薏米、红豆、绿豆各 30 克，枸杞子适量。

调料：冰糖少许。

做法：

1.大米、薏米、红豆、绿豆洗净，用清水浸泡 1 小时；枸杞子洗净。

2.锅置火上，加适量清水，将所有材料同入锅中，大火烧开，转小火继续熬煮至粥熟，加入冰糖调味即成。

梨

推荐理由：梨是养阴生津、滋润肺胃、清热化痰的佳品，不仅适合在秋冬天气干燥时作为养肺润肺之品食用，还适合湿热体质者清热利湿之用。

养生佳肴推荐

百合荸荠雪梨羹——清热利湿，养阴润燥

材料：干百合 15 克，荸荠 3 个，雪梨 1 个。

调料：冰糖适量。

做法：

1.百合用清水泡发；荸荠去皮，切小块；雪梨洗净去皮、去核，切小块。

2.将百合、荸荠、雪梨放入炖盅内，加适量水，大火烧开后转小火炖煮，炖熟后加冰糖搅匀即成。

蛤蜊

推荐理由：《本草求原》中记载："（蛤蜊）消水肿，利水，化痰，治崩带，瘿瘤，五痔。"湿热体质者适量食用蛤蜊，能起到利水、软坚的作用，对排出体内湿热邪气有益。

养生佳肴推荐

金针菇蛤蜊汤——开胃健脾，清热除湿

材料：金针菇 100 克，香菇 50 克，蛤蜊 300 克，葱段、姜片各适量。

调料：盐适量，浓汤 1000 毫升。

做法：

1.将金针菇和香菇分别择洗干净，入沸水中汆烫；蛤蜊洗净。

2.锅中入浓汤、葱段、姜片，大火煮沸，随后放入蛤蜊、双菇同煮，待材料煮熟后放入盐调味即成。

过敏体质，注重提升免疫力

过敏体质属于特禀体质中的一种，是指接触某些过敏原就会发生过敏反应的体质。当过敏体质者接触到过敏原或遇到气候剧烈变化时就会出现鼻炎、皮肤瘙痒、哮喘等病症。

饮食原则

饮食以清淡、均衡为宜，粗细搭配适当，荤素配伍合理；多吃具有益气固表功效的食物；避免食用辛辣、腥膻发物及含致敏物质的食物；少吃含有食品添加剂的食物。

饮食宜忌

宜 糙米、蜂蜜、红枣能够益气养血，提升机体的抵抗力，所以能有效防止过敏反应的发生，过敏体质者平时宜多食用。

宜 胡萝卜、金针菇等食物含有抗过敏物质，适宜过敏体质者食用。

忌 荞麦、蚕豆、白扁豆、牛肉、鹅肉、鲤鱼、虾、螃蟹、茄子、酒、辣椒、浓茶、咖啡等辛辣之品、腥膻发物及含致敏物质的食物宜少吃或不吃，以免发生意外的过敏反应。

忌 蒲公英、砂仁、金钱草等中药容易引发过敏，过敏体质者也要避免服用。

宜吃食物推荐

红枣

推荐理由：现代研究发现，红枣中含有大量抗过敏物质——环磷酸腺苷，可阻止过敏反应的发生，因此，过敏体质的人宜多吃红枣。红枣的吃法有很多，可以泡茶、煮粥、炖汤，也可以直接吃。

蜂蜜

推荐理由：由于蜂蜜中含有一定量的花粉粒，经常喝会使对花粉过敏者产生一定的抵抗能力。另外，蜂蜜里面还含有微量蜂毒，它是蜜蜂体内的一种有毒液体，具有抗过敏、抗辐射、增强机体抗病能力的作用。

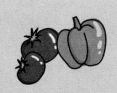

慢病种类多，你吃对了吗

　　慢性病的形成需要有一个过程，同样，防治慢性病也是长期的过程，三分靠治七分靠养。不同的疾病，饮食宜忌各不相同，只有根据个人的健康状况选择合适的食物，再科学地进行烹调、搭配，才能达到强很健体、改善疾病的目的。

糖尿病

糖尿病即由于体内胰岛素分泌不足或胰岛素功能缺陷，引起血糖升高，尿糖出现，脂肪、蛋白质及电解质代谢紊乱。糖尿病是一种慢性、全身性、代谢性疾病，除了血糖高外，还有饮水多、进食多、排尿多、体重降低等"三多一少"症状，严重时可发生水和酸碱代谢紊乱。

饮食原则

合理控制每日摄入的总热量，以能维持标准体重为宜；按照"食物交换份法"保证饮食多样化，保证营养的全面、均衡摄入；定时定量进餐，少吃多餐，不暴饮暴食，吃饭要细嚼慢咽；多吃苦味食物和高纤维食物；减少盐、糖及高脂肪、高固醇食物的摄入。

饮食宜忌

宜 可将一日三餐改成 4~6 餐，每隔 3~4 个小时进食 1 次，这样能避免饥饿、营养不良及餐后血糖波动过大。

宜 奶类、鱼类、瘦肉、豆类及其制品富含蛋白质、钙、钾等多种营养物质，对维持机体正常功能、预防并发症有重要意义，糖尿病患者宜适量食用。

宜 谷类食物、菠菜、胡萝卜、白萝卜、菠菜、芹菜、茭白等食物富含膳食纤维，能增加饱腹感和延缓餐后血糖上升，糖尿病患者平时宜适量食用。

忌 糖尿病患者不宜饮酒，因为酒精可干扰降糖药的药效，还会影响肝功能。

忌 饮食不要太油腻、太咸，也不要吃过多的动物性食物和油炸、烟熏食物，以免消化不良及影响血糖稳定。

忌 绵白糖、白砂糖、红糖、果糖、冰糖等属于单糖或双糖类，在肠胃中吸收较快，会促使血糖快速上升，糖尿病患者不宜食用。

食物推荐

魔芋

推荐理由：魔芋中所含的葡萄甘露聚糖进入人体后，可形成很大的凝胶纤维状结构，能增强人的饱腹感，从而避免因摄入热量过多造成的血糖波动。同时，葡萄甘露聚糖还可提高食物黏度，延缓食物消化和人体对葡萄糖的吸收，对稳定餐后血糖有益。

养生佳肴推荐

荷兰豆炒魔芋——限制热量，稳定餐后血糖

材料：荷兰豆、魔芋各 200 克，黑木耳、葱花各适量。

调料：植物油、盐、鸡精各适量。

做法：

1. 荷兰豆去老筋，洗净；黑木耳和魔芋用清水浸泡至软，黑木耳撕成小朵，魔芋切条。

2. 锅中加适量水烧开，分别放入荷兰豆、魔芋、黑木耳氽烫，捞出过凉备用。

3. 锅中加植物油烧热，下入荷兰豆、魔芋、黑木耳、葱花煸炒片刻，加盐、鸡精调味即成。

苦瓜

推荐理由：苦瓜含有的苦瓜皂苷可刺激胰岛素释放，有非常明显的降血糖作用。另外，苦瓜还含有大量的植物蛋白，能促进糖代谢，维持血糖的稳定。

养生佳肴推荐

苦瓜藕丝——清热减肥，控制血糖

材料：苦瓜 300 克，莲藕 150 克，红椒、姜丝各适量。

调料：盐、白醋、植物油各适量。

做法：

1. 将红椒去蒂、子，洗净，切丝；苦瓜洗净，去子，切丝；莲藕去皮，用清水洗净，切成丝。

2. 锅中放水煮沸，倒入苦瓜丝、莲藕丝、红椒丝，加少许白醋，氽烫至断生，捞出过凉。

3. 锅中加少许植物油烧热，下姜丝炒香，再倒入莲藕丝、苦瓜丝、红椒丝，加盐翻炒均匀即成。

慢病种类多，你吃对了吗

高血压

高血压是表现为持久性的动脉收缩压高于或等于 18.67 千帕（140 毫米汞柱），和（或）舒张压高于或等于 12 千帕（90 毫米汞柱）的一种血管性全身慢性疾病。导致高血压的因素主要有饮食结构不合理、长期吃得过咸、长期吸烟酗酒、压力过大等。当血压出现异常时，要及时查找原因，并对症治疗。

饮食原则

高血压患者日常饮食应遵守清淡、低脂、低盐、高钾、高钙、高纤维的原则；控制热量的摄入，保证蛋白质、维生素、矿物质、膳食纤维等物质的全面均衡摄入；少吃盐，每天吃盐不超过 6 克；尽量避免在外就餐；不暴饮暴食。

饮食宜忌

宜 菠菜、芹菜、荠菜、茄子、茭白、白萝卜、胡萝卜、黑木耳、银耳、西红柿、黄瓜等蔬菜，苹果、橘子、猕猴桃、香蕉、圣女果、柠檬等水果，都富含维生素 C、维生素 E、膳食纤维、钾等多种营养素，经常食用可降低血液中的胆固醇，起到防治动脉粥样硬化、高血压的作用。因此，高血压患者平时宜多吃蔬果。

宜 玉米、小米、燕麦、绿豆、黄豆等粗杂粮、豆类及豆制品营养丰富，且钠含量低，高血压患者适量食用对控制血压有益。

宜 牛奶、虾等食物富含钙，鱼、鸡肉等食物富含蛋白质，高血压患者宜适量吃，以促进体内胆固醇的代谢与排出，增加血管弹性。

忌 喝酒越多，血压越高。因此高血压患者不宜饮酒。

忌 蛋黄、动物肝脏、鱼子、墨鱼、蟹黄、肥肉等食物胆固醇、脂肪含量很高，高血压患者不宜多吃。

食物推荐

洋葱

推荐理由：洋葱含有的前列腺素A能扩张血管，刺激血溶纤维蛋白的活性，降低血液黏稠度；皮酮具有利尿作用，可促进钠的排泄，从而达到降血压的效果。高血压患者适量食用，对控制血压有益。

养生佳肴推荐

洋葱苹果炒百合——维持钾钠平衡

材料：洋葱200克，苹果100克，鲜百合50克，枸杞子适量。

调料：盐、橙汁、植物油各适量。

做法：

1.苹果去皮、核，切片；洋葱剥去表皮，洗净，切片；百合掰开，用清水漂一下，控去水分；枸杞子洗净，用清水泡软。

2.锅中加植物油烧热，下入洋葱片、苹果片、百合翻炒片刻，加盐、橙汁、枸杞子翻炒1分钟即成。

柚子

推荐理由：柚子含有生物活性物质柚皮苷，可降低血液的黏稠度，减少血栓的形成，因而对高血压、脑卒中有预防作用。此外，柚子肉中含有丰富的维生素C及铬等成分，高血压患者经常食用，可维护血管弹性，对控制血压有益。

养生佳肴推荐

柚子芹菜汁——降压降脂，瘦身纤体

材料：柚子250克，芹菜50克。

调料：蜂蜜适量。

做法：

1.芹菜保留叶子洗净，切段；柚子去皮，切成小块。

2.将芹菜及柚子分别榨成汁，倒入杯中，再加入蜂蜜调匀即成。

高脂血症

高脂血症，也就是我们经常说的高血脂，是人体血液中胆固醇或甘油三酯的含量增高、或者两者都增高的症状。导致高脂血症的原因有很多，主要由过量食用肥腻食物、生活无规律、缺乏锻炼或遗传因素所导致。

饮食原则

饮食宜低脂、清淡、易消化；适当摄入蛋白质，多吃富含膳食纤维的蔬菜、水果；多吃海带、紫菜等含有牛磺酸的食物；控制摄入的总热量。

饮食宜忌

宜 饮食要多样化。主食要粗细搭配，适当添加玉米、燕麦、荞麦、绿豆等粗粮；多吃新鲜的蔬菜和水果，以补充维生素、矿物质和膳食纤维；鱼、奶类、豆制品含丰富的蛋白质、不饱和脂肪酸、钙及维生素 B_1、维生素 B_2、烟酸、钙等物质，宜适量食用。

宜 尽量选择蒸、煮、凉拌的烹饪方式来烹调，少用炒、烤、炸、勾芡、糖醋等方式，以减少油脂、糖分的摄入。

忌 咖啡因会增加体内的胆固醇的蓄积。因此，应尽量少喝咖啡、茶等含有咖啡因的饮品，并禁服含有咖啡因的药物。

忌 限制吃蛋糕、糖果等甜点，以免糖类在体内转化成甘油三酯，使血中甘油三酯的水平增高。

忌 不宜经常饮酒。1 克酒精含有 7 千卡的热量，且酒精还可对肝脏、大脑等组织器官造成伤害。

吃对了 少生病

食物推荐

燕麦

推荐理由：燕麦富含的亚麻酸具有减少血液中的甘油三酯及胆固醇的作用；所含的膳食纤维可抑制人体对胆固醇及脂肪的吸收，降低胆固醇浓度；所含的 β – 葡聚糖也可起到降低胆固醇的作用。高脂血症者在主食中添加燕麦，对身体健康有益。

养生佳肴推荐

燕麦猕猴桃粥——降脂减肥，润肠排毒

材料：燕麦、大米各 100 克，猕猴桃 1 个，牛奶 1 袋，枸杞子适量。

做法：

1. 猕猴桃去皮，果肉切小块；枸杞子用清水泡软，洗净；燕麦用清水洗净，加水浸泡 1 小时。

2. 大米洗净，然后与燕麦一起放入锅中，加入适量水煮至粥熟，下猕猴桃、枸杞子煮片刻，关火，加牛奶拌匀即成。

白萝卜

推荐理由：白萝卜中所含的芥子油可促进人体消化，增进血液循环，减少血管壁上胆固醇的沉积；所含的淀粉酶和氧化酶可分解食物中的脂肪和淀粉。高脂血症患者经常食用白萝卜，能促进体内脂肪分解，起到减肥、降脂的作用。

养生佳肴推荐

山药萝卜粥——降脂减肥，补脾益胃

材料：山药 30 克，白萝卜半根，大米 150 克，芹菜少许。

调料：盐适量。

做法：

1. 山药去皮，洗净，切小块；白萝卜洗净，切小块；芹菜去叶，洗净，切粒。

2. 大米淘洗干净，加适量水煮开，放入切好的山药块和白萝卜块，待煮开后，转为小火，熬煮粥熟，加盐、芹菜粒搅匀即可。

慢病种类多，你吃对了吗

脂肪肝

脂肪肝，顾名思义，就是脂肪在肝细胞内堆积。脂肪肝目前已经成为仅次于病毒性肝炎的第二大肝病，威胁着人们的健康。引起脂肪肝的原因有很多，如脂肪代谢异常、激素改变、长期酗酒、饮食结构不合理及高脂血症等。

饮食原则

脂肪肝患者应保证合理摄入热量，适当补充蛋白质、碳水化合物、维生素、矿物质及膳食纤维；养成良好的饮食习惯，规律饮食，不暴饮暴食；遵循低脂、清淡、易消化的饮食原则，不吃或少吃高脂肪、高糖、高热量、高盐分的食物；戒烟、酒。

饮食宜忌

宜 维生素可帮助人体保护肝细胞，膳食纤维可促进体内废物的排出，对调节血脂有益。因此，脂肪肝患者平时宜多吃富含维生素和膳食纤维的蔬菜、水果，如菠菜、芹菜、茭白、西红柿、黄瓜、苦瓜、冬瓜、豆芽、白萝卜、胡萝卜、空心菜、黑木耳、银耳、油菜、苹果、柠檬、橙子、猕猴桃等。

宜 鱼类、牛奶、禽肉等食物富含优质蛋白质，具有抗脂肪肝的作用，平时宜适量食用。

慎 注意控制脂肪的摄入。脂肪中的必需脂肪酸可在人体内参与磷脂的合成，对人体有益，因此应保证每日摄入适量的脂肪，50克左右即可。同时要限制摄入动物性脂肪，少吃肥肉、动物油等脂肪高的食物。

忌 摄入糖分过多是导致肥胖和脂肪肝的重要因素，因此脂肪肝患者不宜食用蛋糕、糖果、柿饼、白糖、红糖等糖分高的食物。

食物推荐

圆白菜

推荐理由：圆白菜富含的丙醇二酸可以帮助人体抑制糖类转化成脂肪，

使体重得到有效的控制，对脂肪肝的预防和控制非常有益。另外，圆白菜中含有丰富的膳食纤维，而膳食纤维可使人产生饱腹感，帮助人体控制热量的摄入，同时还具有润肠通便、促进排毒的作用。

养生佳肴推荐

豆皮炒圆白菜——降脂减肥好帮手

材料：豆皮 100 克，圆白菜 300 克，胡萝卜 25 克，香菇、葱、姜各适量。

调料：高汤 100 毫升，盐、胡椒粉、鸡精、酱油、植物油各少许。

做法：

豆皮切块；圆白菜洗净切片；胡萝卜切片；香菇泡软切片；葱切段；姜切片。锅中加植物油烧热，炒香葱段、姜片，再放入香菇片、豆皮块、胡萝卜片、圆白菜片炒软，接着加入所有调味料与高汤，拌炒均匀即成。

芹菜

推荐理由：芹菜富含膳食纤维，具有清热利尿、润肠排毒的功效。适量食用芹菜，能帮助排出体内多余的胆固醇，平衡脂肪摄入，还可预防脂肪肝。

养生佳肴推荐

黑木耳拌芹菜——平衡脂肪摄入

材料：干黑木耳 25 克，芹菜 300 克，蒜适量。

调料：醋、香油、盐、植物油各适量。

做法：

1. 蒜去皮，剁成泥；芹菜洗净，切成小段，入沸水中氽烫片刻，捞起沥干。

2. 干黑木耳用清水泡发，去掉硬蒂，洗净，撕成小朵，入沸水中氽烫，捞出沥干。将氽烫好的芹菜段、黑木耳朵放入盆中，加蒜泥、醋、香油、盐拌匀即成。

冬瓜

推荐理由：冬瓜富含的膳食纤维具有吸附体内油脂和有毒物质，并促进其排泄的作用。另外，冬瓜中的胡芦巴碱可抑制糖类转化为脂肪。因此，适量食用冬瓜，对预防和缓解脂肪肝、瘦身纤体有益。

痛 风

当人体出现嘌呤代谢紊乱或尿酸排泄减少的情况时，血液中的尿酸浓度升高，体内的酸碱环境发生变化，饱和状态的尿酸就会析出，以结晶的形式存在，这些结晶体会聚集在人体的关节或者软组织处，导致痛风性关节炎、痛风石等，这就是痛风。

饮食原则

痛风患者的饮食要遵守低嘌呤、低脂肪的原则；要纠正不良的饮食习惯，合理控制热量的摄入，调整饮食结构，保证营养摄入全面、均衡；多吃碱性的蔬菜和水果；避免摄入高蛋白、高嘌呤食物。

饮食宜忌

宜 碱性食物几乎不含有任何嘌呤成分，而且其中的碱性成分具有降低尿酸的作用，因此痛风患者宜多吃碱性食物，如牛奶、黄瓜、胡萝卜、白萝卜、菠菜、柑橘、海带、无花果、茄子、芹菜、莲藕等蔬菜、水果。

慎 痛风患者要控制脂肪的摄入，可适当摄入不饱和脂肪酸，但黄油、动物油、肥肉等食物中的饱和脂肪酸含量过高，如果摄入过多易导致肥胖，而肥胖是诱发和加重痛风的原因之一。

慎 海鲜、豆类及豆制品中的嘌呤含量较高，过量食用可导致痛风发作，因此痛风患者应控制海鲜、豆类及豆制品的摄入。

忌 辣椒、小茴香、桂皮等辛辣食物可导致痛风的急性发作，痛风患者不宜多吃。

忌 酒精在体内会代谢为乳酸，进而影响肾脏的排泄功能，同时酒精本身会促使尿酸的产生，尤其是啤酒最容易导致痛风发作，因此痛风患者不宜饮酒。

食物推荐

芹菜

推荐理由：芹菜富含膳食纤维、钾、钙等多种营养素，具有清热利尿的功效，可消除体内水钠潴留，促进尿酸的排泄。另外，芹菜中的钾有助于调整人体钾钠平衡，扩张血管，降低血压，对痛风合并高血压的控制有益。

茄子

推荐理由：茄子性凉，具有清热解毒、除湿等功效，几乎不含嘌呤，而且富含钾元素，可维持体内电解质平衡，利于尿酸的代谢，因此适宜痛风患者食用。

> **养生佳肴推荐**

茄子鸡片汤——调节电解质平衡

材料：茄子4个，鸡胸肉200克。

调料：盐适量。

做法：

1.鸡胸肉洗净，切成片；茄子去蒂，洗净，切条，放入微波炉中高温加热2分钟，取出。

2.锅中加水烧开，下入鸡肉片、茄子条煮熟，加盐调味即成。

柠檬

推荐理由：柠檬中含有丰富的柠檬酸，能够抑制钙盐结晶，阻止肾结石的形成。另外，柠檬富含钾，可帮助维持体内电解质平衡，利于尿酸的代谢。痛风患者适量饮用柠檬汁，或者在做菜时添加柠檬，有助于病情控制。

> **养生佳肴推荐**

柠檬饮——润肠排毒，美容护肤

材料：柠檬2个，橙子、橘子各1个。

调料：蜂蜜少许。

做法：

1.柠檬和橙子洗净，榨汁；橘子去皮，剥成小瓣。

2.将柠檬汁、橙子汁、橘子瓣与适量水一同放入榨汁机中搅打均匀，加蜂蜜调味即成。

贫 血

贫血是指人体血液内红细胞数量和血红蛋白含量低于正常范围，一般分为缺铁性贫血、巨细胞性贫血、再生障碍性贫血和溶血性贫血四大类。引起贫血的原因有很多种，营养失调是其中非常重要的一个因素。当出现贫血时，应及时查明病因，对症治疗和调理。

饮食原则

贫血的人饮食应全面、均衡；长期偏食和素食的人要调整饮食结构，保证营养的全面摄入；多吃含蛋白质、铁丰富的食物；多吃富含铜、维生素的食物，以促进机体对铁的吸收；饮食宜规律，丰富多样；忌挑食、偏食；不要暴饮暴食，不过度节食减肥。

饮食宜忌

（宜）蛋黄、猪肝、猪血、菠菜、樱桃、桂圆等食物含铁丰富，贫血患者平时可适量多吃。

（宜）蛋白质是构成红细胞和血红蛋白的物质基础，因此贫血患者宜适量增加蛋白质的摄入，多吃鱼、瘦肉、牛奶、豆制品等富含蛋白质的食物。

（宜）维生素C能促进身体对铁的吸收，而猕猴桃、橘子、苹果、葡萄、柠檬、红枣、白菜、青椒、西红柿等蔬菜、水果都富含维生素C，贫血患者平时宜多吃。

（慎）贫血患者要限制油脂的摄入，每天摄入脂肪量以50克左右为宜，且最好是食用植物油脂。

（忌）辛辣、生冷、不易消化的食物可影响机体对营养物质的消化和吸收，因此贫血患者不宜多吃这类食物。

（忌）茶叶中的鞣酸和咖啡中的多酚类物质，可与铁形成难以溶解的盐类，抑制铁质吸收。因此，平时不宜多饮用浓茶和咖啡。

食物推荐

黑木耳

推荐理由： 黑木耳味道爽口，营养丰富，含有蛋白质、铁、钙、磷、胡萝卜素、维生素等多种营养素，具有益气补血、凉血止血、清洁胃肠、乌发美容等功效。经常食用黑木耳，对贫血所致月经不调、面色苍白等有缓解作用。

养生佳肴推荐

黑木耳红枣粥——肌肤红润水灵

材料：大米 100 克，水发黑木耳、红枣各 20 克。

调料：白糖适量。

做法：

大米淘洗干净，用清水浸泡 30 分钟；黑木耳洗净，去蒂，撕成瓣状；红枣洗净，去核。将所有材料放入锅内，加适量水，用大火烧开，然后转小火炖熟，至黑木耳软烂、大米成粥后，按个人口味加适量白糖即成。

猪肝

推荐理由： 猪肝含有丰富的蛋白质、卵磷脂、铁、磷等多种营养素，是补血养肝的理想食物。经常食用猪肝，对缺铁性贫血、肝血不足导致的视物模糊不清等具有改善作用。

桂圆

推荐理由： 桂圆含有丰富的葡萄糖、蔗糖和蛋白质、铁等营养物质，不仅可以提供热量、补充营养，还能促进血红蛋白再生。气虚贫血的女性，适量食用桂圆，能改善气血不足所致的面色苍白、四肢冰冷、头晕等症状。

养生佳肴推荐

桂圆红枣糯米粥——补气养血安心神

材料：糯米 100 克，桂圆干、红枣各 20 克，枸杞子 10 克，鲜百合适量。

调料：白糖适量。

做法：

将糯米淘洗干净，用清水浸水泡 2 小时；红枣、枸杞子洗净，百合洗净后掰开。锅置火上，加适量水，放入桂圆干，大火烧开，然后下入泡好的糯米、红枣、枸杞子、百合，小火煮 45 分钟，出锅前加入白糖即成。

低血压

与高血压相对，低血压即体循环动脉压力低于正常状态。低血压的人通常会出现乏力、头晕、眼前发黑等症状。贫血、缺乏运动等是造成低血压的重要因素。人体的血压并非一成不变的，会随着性别、年龄、体质、运动方式等不同而有所波动，偶尔的低血压无须过于紧张，适当调理即能恢复正常。

饮食原则

低血压的人平时可适当高钠、高胆固醇饮食，以提高血胆固醇浓度，增加动脉紧张度，使血压上升，但要注意不能过度；注意调整饮食结构，荤素搭配合理，避免长期素食；不挑食、偏食，保证营养摄入全面均衡；不暴饮暴食；因失血及月经过多造成低血压的，平时饮食应多摄入高铁、优质蛋白质的饮食。

饮食宜忌

宜 低血压的人要加强营养，多吃富含优质蛋白质的食物，如鸡肉、蛋类、鱼、牛奶、奶酪等。

宜 低血压伴贫血者平时宜多吃富含蛋白质、铜、铁等的食物，如动物肝脏、鱼、牛奶、蛋黄、豆类、黑木耳、桂圆、红枣、桑葚等。

忌 低血压的人应少吃生冷、寒凉、破气的食物，如萝卜、芹菜、冷饮等。

慢性肾炎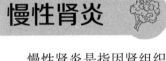

慢性肾炎是指因肾组织结构受到损害出现蛋白尿、血尿、高血压、水肿等现象的疾病。因为起病方式、病情迁延、病变发展程度等不同，慢性肾炎可有不同程度的肾功能减退情况，有的还有肾功能恶化倾向甚至最终将发展为慢性肾衰竭。

饮食原则

慢性肾炎患者要保证营养摄入全面均衡；主食以糖类和淀粉类食品为主；多吃碱性的蔬菜和水果，以调节尿液 pH 值；限制蛋白质的摄入，以每天 35~40 克为宜；限盐，戒酒。

饮食宜忌

慎 肾炎患者如进食过量的食盐，而排尿功能又受损，常会加重水肿症状，血容量增大，造成心力衰竭，因此慢性肾炎患者每日的盐摄入量要控制在 2 克以下。

忌 菠菜、芹菜、小萝卜、豆类、豆制品、沙丁鱼及鸡汤、鱼汤、肉汤等食物中含大量的嘌呤和氮，在肾功能不良时，其代谢产物不能及时排出体外，对肾功能有负面影响，因此慢性肾炎患者不宜食用这些食物。

忌 胡椒、芥末、辣椒等辛辣食物对肾功能不利，慢性肾炎患者应忌食。

食物推荐

葡萄

推荐理由：《陆川本草》中记载，葡萄能滋补强壮，补血，强心利尿。慢性肾炎患者适量食用葡萄，能缓解水肿症状。

山药

推荐理由：山药是平补的佳品，有补益脾肾的作用。患有慢性肾炎的人，大多数脾肾气虚，而山药补益脾肾，因此适量食用对身体非常有益。

慢性肝炎

慢性肝炎是指由不同病因引起的、病程持续超过 6 个月的肝脏坏死和炎症，如感染肝炎病毒（乙肝病毒、丙肝病毒）等。慢性肝炎的病程呈波动性或持续进行性，在进行治疗的同时，多吃保肝食物，对病情的控制有益。

饮食原则

慢性肝炎患者饮食宜多样化，保证各种营养素的全面均衡摄入；饮食宜清淡、低糖、低脂，易消化；多吃新鲜的蔬菜和水果以补充维生素 C；注意饮食卫生，不暴饮暴食；忌饮酒及一切含酒精的饮料。

饮食宜忌

（宜）芹菜、菠菜、黄瓜、西红柿、苹果、梨等新鲜的蔬菜和水果富含维生素、矿物质、膳食纤维等营养素，能平肝保肝、促进消化，慢性肝炎患者宜多吃。

（宜）牛奶、蛋类、鱼、瘦肉、豆制品等富含优质蛋白质，慢性肝炎患者平时宜多吃。

（宜）慢性肝炎患者大多缺乏锌、锰、硒等微量元素，部分还缺乏钙、磷、铁等矿物质，因此宜多吃富含矿物质和微量元素的食物，如海藻、牡蛎、香菇、黑芝麻、红枣、枸杞子等。

（忌）慢性肝炎患者如果吃太多油腻煎炸的高脂肪食物和蛋糕、糖果等高糖食物，可引起消化功能减弱，促使体内脂肪类物质增多，引起高血压和脂肪肝，使原来的肝炎病情更加严重。

食物推荐

豆角

推荐理由：研究发现，豆角中富含的植物血凝素，在人体内能激活 T 淋巴细胞的免疫功能。因此，经常食用豆角，可增强人体免疫力，对慢性肝炎的控制有益。

养生佳肴推荐

豆角瘦肉汤——增强免疫力

材料：豆角 100 克，猪瘦肉 200 克，猪脊骨 250 克，生姜、枸杞子各适量。

调料：盐、鸡精各适量。

做法：

1. 将猪瘦肉切块；猪脊骨剁块；生姜去皮，切末。

2. 锅内加水，大火煮沸，放入猪瘦肉块、猪脊骨块烫净血水，捞出冲净。

3. 锅洗净，放入豆角、猪瘦肉块、猪脊骨块、生姜、枸杞子，加入适量清水，慢火煲 2 小时，调入盐、鸡精即成。

西红柿

推荐理由：西红柿富含维生素 C、维生素 B_1、维生素 B_2、烟酸及胡萝卜素等营养物质，具有清热解毒、凉血平肝等功效。慢性肝炎患者适量食用西红柿，对保护肝脏、增强免疫力有益。

养生佳肴推荐

芹菜炒西红柿——平肝火，健脾胃

材料：芹菜 200 克，西红柿 150 克，葱适量。

调料：盐、香油、植物油各适量。

做法：

1. 西红柿洗净，切片；芹菜去老叶，洗净，切段；葱洗净，切花。

2. 锅中加植物油烧热，下入葱花爆香，放入西红柿煸炒，下入芹菜段，调入盐，大火快速翻炒均匀至熟，淋上香油即成。

菠菜

推荐理由：菠菜富含叶绿素与多种维生素，经常食用，可保持机体酸碱平衡，还能滋阴润燥、舒肝养血、调节肝胆，还具有一定防癌作用。因此，慢性肝炎患者平时可适量多吃菠菜。

慢性咽炎

　　我们周围不少人长期受到慢性咽炎的困扰，一天到晚喉咙干干的，老觉得喉咙里有东西，有的时候出现咳嗽、疼痛的症状。慢性咽炎的形成有一个较长的过程，治疗慢性咽炎也没有所谓"去根"的方法。但是，我们可以通过食用一些食物让咽炎症状得到缓解并慢慢好转。

饮食原则

　　饮食清淡、软烂、易消化；多吃清热润喉、柔嫩多汁的食物；多吃蔬菜水果；多饮水；少吃性质温热的食物；避免吃过于油腻的食物；不暴饮暴食，不吃得太快；忌吃过甜、过冷或过热的食物；忌吃辛辣刺激的食物。

饮食宜忌

　　宜 荸荠、莲藕、西瓜、梨、百合、莲子、银耳、白萝卜、莴笋、冬瓜、菊花等食物具有润肺润喉、清热祛火、养胃阴等功效，慢性咽炎患者宜适量吃。

　　宜 多摄入富含 B 族维生素的食物，如动物肝脏、瘦肉、鱼类、新鲜水果、绿色蔬菜、奶类、豆类等，有利于促进损伤咽部的修复，并缓解呼吸道黏膜炎症。

　　忌 烟、酒对咽喉的刺激性很大，慢性咽炎患者应戒烟戒酒。

　　忌 浓茶、咖啡以及花椒、辣椒、桂皮、小茴香等干辣刺激性食物可刺激咽喉，使咽喉黏膜处于充血状态，加重咽部的不适，因此慢性咽炎患者平时应忌吃。

　　忌 油腻、煎炸食物可加重人体内的上火症状，而出现咽喉疼痛、干咳等现象，加重咽部的不适，因此慢性咽炎患者平时应忌吃。

食物推荐

胖大海

推荐理由：胖大海性寒，味甘，具有开肺气、清肺热、清肠通便、利咽解毒等功效，自古以来就是"开音治喑"的良药，对痰热咳嗽、肺热声嘶、咽喉肿痛等有改善作用。慢性咽炎患者常喝胖大海茶，可清肺热、利咽喉，促进疾病的痊愈。

蜂蜜

推荐理由：中医认为，蜂蜜具有滋阴润燥、润肺止咳等功效。现代研究发现，蜂蜜含有肾上腺皮质激素样物质和抑菌素，有较强的抗菌、消炎、收敛、止痛作用。慢性咽炎患者经常喝蜂蜜水，能滋润肺部，促进咽部黏膜的愈合。

罗汉果

推荐理由：罗汉果的营养价值很高，具有清热解毒、化痰止咳、清肺润肠、生津止渴等功效。慢性咽炎患者经常喝罗汉果茶，能清利咽喉，对慢性咽炎的控制有益。

冬瓜

推荐理由：冬瓜富含维生素、水分，具有清热除湿、润肺止咳、利水消肿等功效，慢性咽炎患者经常用冬瓜搭配薏米炖汤食用，能调理腑脏、清热滋阴，缓解咽部干痒等不适。

薄荷

推荐理由：薄荷清凉，带有淡淡的香气，入喉的时候会让咽喉感觉舒服。另外，薄荷具有疏风清热、清利咽喉的功效。慢性咽炎患者不妨常用薄荷泡茶饮用，或煮粥食用，对咽炎有较好的缓解作用。

银耳

推荐理由：银耳具有补肺益气、止咳化痰的功效，慢性咽炎患者可经常用银耳搭配百合、冰糖炖汤饮用，滋润效果很好，可清咽利喉，缓解咽部不适。

骨质疏松症

骨质疏松症是老年人最常见的骨代谢性疾病。患有骨质疏松症的人通常骨质变薄，骨小梁数量减少，骨脆性增加，严重者任何轻微活动或创伤都容易导致骨折。因此，当出现骨质疏松症时，一定要及时治疗和调理。

饮食原则

骨质疏松症者饮食应遵循高钙、少酸的原则；多吃富含蛋白质、钙、维生素 D 的食物；调整饮食结构，多吃碱性的蔬菜水果，少吃酸性的肉类、糖类、酒等；不暴饮暴食，注意饮食卫生。

饮食宜忌

宜 镁对保持骨骼健康具有重大意义，因此骨质疏松症者宜多吃绿叶蔬菜、瓜子、花生、紫菜、香菇等富含镁的食物。

宜 牛奶、豆腐、豆浆是钙的理想来源，骨质疏松症者宜适量多吃。

忌 吸烟会影响骨质的形成，过量饮酒不利于骨骼的新陈代谢，喝浓咖啡能增加尿钙排泄、影响身体对钙的吸收，摄取过多的盐会增加钙流失。骨质疏松症者应改正上述不良习惯。

食物推荐

虾皮

推荐理由：虾皮看似很平常，但其实营养非常丰富，含有大量的钙、磷、蛋白质，骨质疏松症者适量食用，能补充钙质，对缺钙引起的骨质疏松症具有缓解作用。

牛奶

推荐理由：牛奶之中不仅含有大量的钙质，还含有大量的乳酸，这种物质能够很好地促进身体对钙质的吸收。因此，建议骨质疏松症者经常喝牛奶。

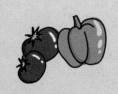

一家老和小，你吃对了吗

不同年龄阶段的人群，身体状况和组织器官的功能各不相同，因此饮食也要"具体情况具体分析"，例如少年儿童需要全面的营养；成年女性饮食侧重养阴补血；老年人饮食宜清淡、易消化等。食能养人，也能伤人。只有在适合的时候，吃适合的食物，才能起到良好的养生效果。

老人，合理饮食是健康的基础

人体的衰老是自然发展的规律，随着年龄的增长，老年人的生理功能减退、腺体分泌功能下降、咀嚼能力变差、消化能力降低，容易出现营养缺乏的情况。合理的饮食是身体健康的基础，老年人应根据自己的身体状况，选择合适的食物进行养生，以增强身体免疫力，预防疾病，保证健康。

饮食原则

老年人的饮食应遵守清淡松软、易消化、多样化、营养全面等原则；保证蛋白质、维生素、矿物质和膳食纤维等营养物质的全面摄入，控制好每日摄入的总热量；适当补充水分；少吃多餐，不暴饮暴食，不偏食；少吃坚硬、辛辣食物。

饮食宜忌

宜 为方便咀嚼，老年人宜选择质地比较软的蔬菜、水果，如西红柿、丝瓜、冬瓜、南瓜、茄子及绿叶菜的嫩叶，以及香蕉、西瓜、水蜜桃、木瓜、芒果、猕猴桃等。

宜 老年人宜使用植物油作为食用油。

宜 粗粮富含膳食纤维，有促进消化、保健脾胃的作用，老年人应适量常食。

宜 鱼、蛋、豆制品是蛋白质、钙等营养物质的良好来源，老年人宜适量多吃。

忌 肉类中胆固醇的含量较高且不易消化，老年人不宜多吃。

忌 肥肉、动物油脂、糕点、饼干、果脯等食物脂肪、糖分含量较高，老年人不宜多吃，以免引发高血压、糖尿病等疾病。

忌 盐、味精、酱油等调料钠含量高，老年人不宜多吃，以免引发高血压。

忌 辛辣香料吃得过多，容易造成体内水分、电解质不平衡，出现口干舌燥、火气大、睡不好等症状，所以老年人不宜多吃。

食物推荐

豆浆

推荐理由：豆浆不仅便宜，对许多中老年人，特别是高血压、高脂血症及心脑血管病患者来说，喝豆浆更有利健康——豆浆中所含的脂肪酸和豆油酸，可降低血胆固醇；豆浆中含较多的铁质，易于被人体吸收利用，能预防贫血；豆浆还富含钙质，能帮助老年人预防和缓解骨质疏松症。

豆腐

推荐理由：豆腐含有丰富的蛋白质、钙、磷等多种营养物质，而且豆腐松软、易消化，老年人经常食用，不仅能补充营养，预防骨质疏松，还能润肠通便，预防和缓解便秘。

养生佳肴推荐

丝瓜豆腐鱼头汤——营养丰富，增强体质

材料：鲜鱼头1个，丝瓜300克，豆腐100克，姜、盐、植物油各适量。

做法：

1. 鱼头去鳞、腮、内脏，洗净；丝瓜去皮，切块；豆腐切块；姜切丝。

2. 锅中加少许植物油加热，放入姜丝炒香，下鱼头煎至变色，然后倒入适量清水，用大火炖20分钟，再下入丝瓜块、豆腐块，转小火炖20分钟，加盐调味即成。

山药

推荐理由：山药看似不起眼，但其实营养价值很高，它具有保健脾肾、润肠通便等多种功效，而且松软、易消化，老年人适量食用，能增强体质，预防和缓解肠燥便秘。

养生佳肴推荐

虾仁炒山药——健脾胃，强骨骼

材料：山药200克，虾仁100克，葱、姜、盐、植物油各适量。

做法：

1. 山药洗净，去皮切丁；虾仁洗净；葱洗净，切丝；姜洗净，切丝。

2. 锅中加植物油烧热，爆香葱丝、姜丝，下山药、虾仁煸炒至熟，加盐调味即成。

少年儿童，合理膳食身体壮

少年儿童正处于长身体、长知识的黄金时期，这个时期全身各组织器官逐渐发育成熟，而生长速度、智力发育都与营养状况有关。因此，有宝贝的家庭，一定要注意帮助少年儿童养成良好的饮食习惯，保证营养的全面摄入。

饮食原则

少年儿童的饮食应遵循食物多样化、营养全面丰富、易消化的原则；不挑食、偏食，不暴饮暴食；少吃零食，少喝碳酸饮料；注意饮食卫生。

饮食宜忌

宜 鱼、肉、蛋是蛋白质、矿物质的良好来源，蔬菜、水果富含维生素、矿物质、膳食纤维，粗粮、细粮是碳水化合物的主要来源，少年儿童应均衡摄入以上食物，不偏食不挑食，以保证营养全面。

忌 过多吃糖会影响身体对其他营养素的吸收，而且还容易引起龋齿，因此少年儿童不宜多吃糖及糖分含量高的食物。

忌 雪糕、冰激凌、冷饮等寒凉食物可伤及脾胃，而少年儿童的脾胃相对娇嫩，因此不宜多吃。

忌 市售的各种彩色食品含有大量的色素添加剂，有可能引起过敏反应或干扰体内的正常代谢，因此少年儿童不宜多吃。

忌 咖啡、可乐等含有咖啡因，对中枢神经有兴奋作用，会影响大脑的发育，因此少年儿童不宜多饮。

忌 酒精可刺激肠胃，还有可能对肝造成损害，因此少年儿童不宜饮酒。

食物推荐

鱼

推荐理由： 鱼肉中含有大脑发育所需的 DHA，适量吃鱼对大脑非常有益。另外，鱼肉含有丰富的蛋白质、矿物质和维生素，营养全面且容易被吸收，少年儿童正处于身体发育的关键期，对营养的需求较高，宜多吃鱼补充。

养生佳肴推荐

黑木耳鲫鱼汤——补铁补血，健脑益智

材料：水发黑木耳 50 克，鲫鱼 1 条，姜片、葱花各适量。

调料：盐、料酒、清汤各适量。

做法：

1.黑木耳洗净，撕小朵；鲫鱼去内脏、鱼鳞，洗净沥干，用料酒抹遍鱼身内外，腌渍约 20 分钟洗净。

2.将鲫鱼、黑木耳放入锅中，倒入清汤和适量水，大火煮沸后转小火炖 1 小时，加盐调味即成。

猕猴桃

推荐理由：猕猴桃被称为"营养的金矿"，它含有丰富的维生素 C，据分析，每 100 克猕猴桃果肉的维生素 C 含量是 100~420 毫克。此外，它还含有较丰富的蛋白质、糖、脂肪和钙、磷、铁等矿物质，而且它含有的膳食纤维和丰富的抗氧化物质能够起到清热降火、润燥通便的作用。需要注意的是，猕猴桃性寒，少年儿童如果患有腹泻则要少吃。

养生佳肴推荐

苹果猕猴桃沙拉——清润，开胃，助消化

材料：苹果 1 个，猕猴桃 2 个，菠萝 1/4 个，樱桃 5 颗。

调料：蜂蜜适量。

做法：

1.苹果洗净，去核，切块；猕猴桃去皮，切块；菠萝去皮，用淡盐水浸泡片刻，洗净后切块；樱桃洗净，对半切块，去核。

2.将所有水果放入盘中，加入蜂蜜拌匀即成。

金针菇

推荐理由：金针菇富含 B 族维生素、维生素 C、胡萝卜素、多种氨基酸、植物血凝素、多糖、牛磺酸等营养物质，少年儿童适量食用，可增强体质，提高身体免疫力。

女性，吃得好美丽又健康

追求美丽是女人一生的"事业"，十几岁的萝莉青春无敌，转眼间光阴流逝，举手投足间都是辣妈的风范。作为一名时尚女性，不仅要"出得厅堂，入得厨房"，还要精心保养，让自己时刻清润温婉。

饮食原则

爱美女性的饮食宜营养全面、热量适度；多吃富含维生素的蔬菜和水果；重视钙、铁等矿物质的摄入；多吃富含氨基酸的食物；多吃具有养血安神、清润滋阴的食物；不暴饮暴食，不过度节食减肥。

饮食宜忌

宜 胡萝卜素、维生素 C、维生素 E 等强抗氧化剂是保持大脑清醒、皮肤白皙及延缓衰老的必需营养素，女性要多吃含有这些物质的食物，如西红柿、芹菜、荠菜、红枣、桂圆、樱桃、苹果等。

宜 鱼、牛奶、豆制品等食物营养丰富，容易消化，而且所含的氨基酸是营养脑神经的重要物质，女性多吃能改善大脑功能。

宜 女性在月经期，伴随着血中红细胞的流失还会丢失铁、钙和锌等矿物质，因此女性平时宜注意矿物质的补充。

忌 炸鸡、油条等煎炸食物含有高油脂，蛋糕、饼干、糖果等高热量、高糖分，如果吃得过多容易引起肥胖，因此女性不宜多吃。

忌 大多数女性体质偏寒，经常感觉四肢冰冷，因此不宜食用雪糕、冰激凌、冷饮等寒凉食物。

食物推荐

海带

推荐理由：研究发现，经常食用海带不但能补充碘元素，而且对头发的生长、滋润、亮泽也都具有特殊功效。海带对女性来说，不仅有美容、美发、瘦身等保健作用，还能帮助预防乳腺疾病。

养生佳肴推荐

芦笋拌海带——乌发润肤，延缓衰老

材料：芦笋、海带各 200 克，蒜末 10 克，盐、白醋、香油各适量。

做法：

1. 芦笋去老皮，用清水洗净，切成段；海带用清水浸透，冲掉杂质，切成块。

2. 锅置火上，加入适量清水烧开，然后放入芦笋段、海带块氽烫至熟，捞起入凉水中漂凉。

3. 碗中放入芦笋段、海带块，加入蒜末、盐、白醋、香油，拌匀即成。

西蓝花

推荐理由：西蓝花含有丰富的维生素 A、维生素 C 和胡萝卜素，能增强皮肤的抗损伤能力，有助于保持皮肤弹性。此外，西蓝花还是著名的"抗癌战士"，能帮助女性预防乳腺、皮肤方面的疾病。

养生佳肴推荐

清炒双花——美容养颜，增强体质

材料：菜花、西蓝花各 200 克，蒜末少许，盐、香油各少许。

做法：

1. 菜花、西蓝花分别洗净，切成小朵，放入沸水中氽烫，捞出，沥干水分。

2. 锅置火上，待油热，放入蒜末爆香，把沥干后的菜花、西蓝花倒入锅内，翻炒，加盐，太干可加一点水，炒熟以后，淋入香油即成。

胡萝卜

推荐理由：胡萝卜含有大量的膳食纤维，B 族维生素，钾、镁等矿物质，经常食用，可促进肠胃蠕动，有助于体内废物的排出。女性经常吃胡萝卜，能润肠排毒，缓解因便秘引起的皮肤干燥、痤疮、"水桶腰"等问题。

男性，注重饮食精力充沛

现代男性只有拥有健康的身体，才能更好地应对工作、承担家庭压力。因此，作为一家之主的男性，要注意饮食健康，多吃对身体有益的食物，同时加强锻炼，劳逸结合，调节好压力，做健康男人。

饮食原则

男性日常饮食要多样化，营养搭配合理，保证蛋白质、矿物质、维生素、膳食纤维等的全面均衡摄入；饮食宜清淡、低脂、低糖、少盐；饮酒适量；多吃蔬菜、水果，限制脂肪的摄入；补充充足的水分。

饮食宜忌

宜 肾是男人的支柱，补肾是男性一生的必修课，因此男性平时宜适量食用具有补肾作用的食物，如山药、核桃、黑芝麻、虾、枸杞子等。

宜 鸡、鸭、鱼、肉等动物性食物能提供优质的蛋白质，可以增强机体的免疫力，男性宜适量食用。

宜 奶类、豆制品富含钙质，牡蛎等海产品中含有丰富的锌，有益于男性健康，平时也宜多吃。

宜 萝卜叶、油菜叶、菠菜、芥蓝、大白菜、胡萝卜、菜花、甘蓝、苹果、香蕉等碱性蔬果可以中和饮食中糖、肉、蛋及代谢中产生的过多的酸性物质，使体液保持弱碱性，男性平时宜多吃。

忌 油炸、烟熏、腌制食物吃得过多，易使人肥胖和患高血压，因此男性不宜多吃。

忌 过量饮酒不仅会增加患高血压、脑卒中等疾病的风险，还会伤害肝脏，因此男性饮酒不能过度。

食物推荐

粗粮

推荐理由：常吃粗粮有助于保持大便的通畅，使体内毒物不会久滞肠道。粗粮中含有许多细粮（或精加工食品）所欠缺的维生素和矿物质，有助于调节肠胃内环境，易为人体吸收并提高人体抗病力。因此，男性平时宜多吃粗粮。

养生佳肴推荐

绿豆薏米粥——清热排毒，保护肠胃

材料：绿豆 20 克，薏米 20 克，大米 50 克。

做法：

1. 薏米、大米及绿豆分别淘洗干净，用清水浸泡一夜，捞出，沥干水分。

2. 锅置火上，加适量清水，放入浸泡过的绿豆、大米和薏米，用大火烧开，改用小火煮至熟透即成。

泥鳅

推荐理由：泥鳅性平，味甘，具有补中益气、养肾生精的功效。泥鳅中含一种特殊蛋白质，有促进精子形成的作用。男性经常食用泥鳅，可滋补强身。

养生佳肴推荐

花生仁红豆炖泥鳅——补肾虚，强身体

材料：泥鳅 600 克，花生仁 50 克，红豆 30 克，陈皮 5 克，姜丝适量。

调料：盐、料酒各适量。

做法：

1. 将泥鳅处理干净，用料酒腌渍 10 分钟；将花生仁、陈皮、红豆洗净，浸泡，沥干。

2. 将泥鳅在油锅内煎至微黄，取出沥油。

3. 锅置火上，加适量水，放入所有材料，大火煮沸后，改小火煮 1~2 小时，起锅前放入盐调味即成。

虾

推荐理由：虾味道鲜美，补益和药用作用都较好，具有壮阳益肾、补精、通乳的功效。现代男性压力大，易出现乏力、体虚的情况，多吃虾能滋补身体，改善上述情况。

女性更年期，从吃调理安度特殊时期

女性在 45 岁左右时，卵巢功能衰退，雌激素分泌水平下降，机体一时不能适应而出现一系列自主神经功能失调的症候群，即更年期综合征。虽然更年期综合征是由于生理变化所致的，但生理上的不适极易引起心理上的变化，因此在调理身体的同时，也要注意心理方面的调适。

饮食原则

饮食宜清淡自然、多样化、营养丰富均衡；多吃富含类黄酮及钙质的食物；注意膳食纤维和水分的摄取；不暴饮暴食。

饮食宜忌

宜 更年期女性应注意均衡营养，要粗细粮搭配以保证蛋白质、维生素和矿物质的摄入量，并适当摄入一些乳类、蛋类、大豆制品、新鲜蔬菜、水果及鱼类、海菜等食物。

忌 酒、浓茶、咖啡、辣椒等对神经系统有刺激作用，更年期前后要禁止食用；忌吃如黄油、奶油、动物脂肪、肥肉等高脂食物。

食物推荐

莲子心

推荐理由：莲子心清心安神、清热解毒。更年期时容易肝阳上亢而心烦气躁，不妨多喝喝莲子心茶，能帮助平肝火、安定心神，安然度过更年期。

芹菜

推荐理由：芹菜中所含的碱性成分可安定情绪、消除烦躁；芹菜中含有酸性的降压成分，对原发性、妊娠性及更年期高血压有良好的改善作用。因此，更年期因肝阳上亢感到心烦气躁时，宜多吃芹菜，以降火气、清身心、预防高血压。

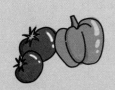

舌尖上的药膳，你吃对了吗

"食物是最好的药物"，我们每天吃进的美味佳肴，有可能是毒药，也有可能是保证健康、抵抗疾病的灵丹妙药，仅仅一线之隔，但效果却天差地别。原因很简单，食物分"四性""五味"，不同的食物，营养、功效各不相同，舌尖上的食物是否能保养身体、呵护健康，关键就在于是否吃对了。

养心安神

心者，君主之官。心在人体的生命活动中具有极其重要的意义：如果一个人的心气旺盛，血液便能流注并营养全身，面色也会变得红润有光泽；如果一个人的心气不足，则血流不畅或血脉空虚，就会出现心悸、气短、失眠等症状。因此，养生贵在养心。

饮食原则

饮食以养心安神、养阴补血为原则，多吃具有养心安神、保健大脑作用的食物；适量补充水分；多吃新鲜的蔬菜和水果，增加维生素 C 的摄入。

饮食宜忌

宜 莲子、百合、茯苓、红枣、小麦、小米、桂圆、牛奶等食物具有养心安神的功效，平时可以适量多吃。

宜 银耳、藕粉、西瓜、鸭肉、苹果、甘蔗、梨等食物具有养阴生津的功效，能预防心火上炎所致的失眠、多梦、心悸等不适，平时可适量食用。

忌 肉桂、花椒、辣椒、芥末、狗肉等辛辣刺激性食物，以及肥肉、甜品等肥甘厚腻食物可加重阴虚燥热，使心脏负担加重，平时不宜多吃。

忌 咖啡、白酒等饮品可刺激大脑神经，使大脑兴奋而影响睡眠，不利于养心，平时不宜多饮，睡前忌饮用这些饮品。

忌 心气不足的人大多身体虚弱而脾胃功能又差，因此不宜服过于滋腻或温热的补品，如鹿茸、人参等。

食物推荐

酸枣仁

推荐理由：酸枣仁是养心安神之物，常用于心悸失眠、健忘多梦者，此外还有镇痛、降血压的功效。经常食用酸枣仁做成的药膳，对电磁波辐射引起的头痛、心悸、失眠以及心脾两虚引起的心悸、失眠、多梦等症有改善作用。

养生佳肴推荐

酸枣仁夏枯草瘦肉汤——清热除烦，养心安神

材料：猪瘦肉250克，夏枯草、酸枣仁各10克，花生20克，红枣5~6颗，姜片少许。

调料：盐适量。

做法：

1.将夏枯草去杂质，洗净；酸枣仁、花生、红枣分别洗净；猪瘦肉洗净，切块。猪瘦肉块冷水下锅，煮净血水，捞出冲净。

2.将所有材料放入锅中，加适量清水，大火煮沸后转小火炖1~2小时，加盐调味即成。

桂圆

推荐理由：桂圆具有补益心脾、补气血、益智安神的功效，中医中常用来调理思虑过度、健忘、心悸、失眠以及神经衰弱等症状。中医里，常用桂圆搭配小米、红枣煮粥，或搭配红枣、百合等炖汤，非常适宜心脾虚损、气血不足所致的失眠健忘、惊悸怔忡者食用。

莲子

推荐理由：《神农本草经》中记载，莲子"主补中、养肾、益气力"。适量食用莲子，能补中益气、养心安神，非常适合神经衰弱之失眠、多梦者。另外，莲子心具有清热除烦的功效，能祛除心火，缓解心火上炎导致的失眠、心烦、口舌生疮等。

养肺抗霾

近年来，雾霾总是隔三差五来袭，让空气变得污浊。空气中重度污染会刺激呼吸道，出现咽痒、咳嗽、呼吸不畅等不适，严重的还会诱发呼吸道疾病。面对雾霾，除了减少出门、戴口罩以避免吸入过多粉尘外，吃对食物，润肺排毒是关键。

饮食原则

饮食宜清淡，以润肺除燥、化痰止咳为主；多吃富含维生素的蔬菜和水果；宜吃富含蛋白质的食物，以增加机体免疫力。

饮食宜忌

宜 维生素 A 具有抗氧化、维护上皮组织细胞的功效，可在呼吸道表面形成一层保护膜，有效防止粉尘的入侵。因此，平时宜多吃动物肝脏、莴笋、白菜、豌豆、西红柿、芹菜、蛋类、奶类等富含维生素 A 的食物。

宜 维生素 C 是强抗氧化剂，能帮助人体抵抗自由基，提高身体免疫力。所以平时宜多吃富含维生素 C 的蔬菜、水果，以增强体质。

宜 梨、百合、荸荠、白萝卜等食物具有润肺生津的作用，适量食用能养肺润肺，预防和缓解咳嗽、咽喉肿痛等不适。

宜 黑木耳、绿豆、海带等食物具有润肠通便、促进排毒的功效，能促进人体排出有毒物质，平时宜适量吃。

忌 辣椒、葱、干姜等辛辣刺激食物会刺激咽喉，加重咳嗽、咽痒等不适，雾霾天时不宜食用。

食物推荐

白萝卜

推荐理由：中医认为，肺和大肠互为表里，肺排出毒素的程度取决于大肠是否通畅。白萝卜性凉，有促进消化、润肠通便、止咳化痰的功效，搭配生津开胃的醋，雾霾天适量食用，能促进肺部排毒，从而减轻雾霾对身体的伤害。

梨

推荐理由：梨具有润肺清燥、止咳化痰的作用，对急性支气管炎和上呼吸道感染所致的咽喉干氧、疼痛以及声音嘶哑、痰液浓稠等有良效。雾霾天空气污染严重，容易对呼吸系统造成损伤，适量吃梨能养肺护肺，抵抗雾霾的侵袭。

养生佳肴推荐

醉腌雪梨——清脆爽口，排毒润肺

材料：雪梨块 100 克，泡青甜椒丁、泡红甜椒丁各适量，鲜柠檬片 10 克。

调料：盐适量，白葡萄酒、红葡萄酒、冰糖末各适量。

做法：

雪梨块加盐、白葡萄酒、冰糖末、鲜柠檬片腌渍入味后装入深盘中，浇上红葡萄酒，加入泡青甜椒丁、泡红甜椒丁，拌匀即成。

桔梗

推荐理由：桔梗性平，味苦、辛，归肺经，具有开宣肺气、化痰止咳、利咽散结、宽胸排脓等功效，在雾霾严重时，适量吃桔梗做成的药膳，能养肺护肺，缓解雾霾带来的不适。

养生佳肴推荐

桔梗冬瓜汤——开宣肺气，清咽利喉

材料：冬瓜 150 克，杏仁 10 克，桔梗 9 克，甘草 6 克。

调料：盐、香油各适量。

做法：

冬瓜洗净，切块；桔梗、甘草、杏仁分别洗净，放入砂锅中，加入适量水，煎煮汤汁，去渣。将药汁、冬瓜一起放入锅中，加入适量水，大火煮沸后转小火煮至冬瓜熟，加盐、香油调味即成。

养肝明目

《黄帝内经》中记载："肝者，将军之官，谋虑出焉""肝受血而能视"。肝具有消化与解毒、藏气血、调节精神情志等功能，肝功能正常与否，与人体健康、视力康健有着重要的影响。

饮食原则

饮食以养肝血、平肝火、明目亮眼为原则；饮食宜清淡、易消化，多吃富含蛋白质和维生素的食物；少吃或不吃辛辣、刺激性食物；戒酒。

饮食宜忌

宜 养肝要"辨证"。肝火上炎者饮食宜清淡，多吃苦瓜、芹菜、野菜、绿茶、菊花、莲子心等清热食物以平肝火。肝阴虚的人应多喝养阴的鱼汤、甲鱼汤、海参汤，以滋补肝阴。肝血虚的人宜多吃桂圆、红枣、猪肝、羊肝、排骨汤、乌鸡、菠菜等食物来养肝血。

宜 酸入肝，平时可适量食用乌梅、山楂、西红柿、橄榄、枇杷、五味子、五倍子、石榴皮等酸味食物。

宜 绿色护肝，宜多吃菠菜、茼蒿、芹菜、油菜、韭菜、绿豆、青苹果、青葡萄等绿色食物。

宜 鸡肝、猪肝、羊肝等动物类肝脏是养肝补肝的食补佳品，适量食用可养肝明目。

忌 肝血虚一般是因脾胃功能差或特殊原因导致失血过多所引起，因此肝血虚的人在饮食上不能吃过于油腻的食物，以免伤害肠胃之气而加重肝血虚的症状。

食物推荐

枸杞子

推荐理由：枸杞子具有调肝肾、补阳气、益精明目的功效。

养肾固精

肾为先天之本，生命之根。因为肾藏先天之精，为脏腑阴阳之本、生命之源，所以肾好一切都好，肾有了问题，身体就会有问题。因此，要想身体健康、延缓衰老，先要养肾固精。

饮食原则

平日饮食宜以养肾固精、抗衰老为原则；饮食宜清淡，不宜太咸；多吃富含优质蛋白质的食物；及时补充维生素，多吃蔬菜和水果；多饮水；忌暴饮暴食。

饮食宜忌

（宜）补肾宜"辨证"。肾阳虚的人可选择羊肉、鹿茸、肉苁蓉、肉桂、益智仁等温肾壮阳之物；肾阴虚的人，可选用海参、地黄、枸杞子、甲鱼、银耳等滋补肾精之品。

（宜）黑色入肾，平时还可多吃乌鸡、甲鱼、黑芝麻、黑米、黑枣、黑豆、黑木耳、海带、豆豉、乌贼鱼、黑海参等黑色食物。

（忌）过量的脂肪可增加人体内胆固醇的含量，导致血管病变而引起多种疾病。因此平日不宜多吃高脂肪的食物，尤其是高血压并发肾病者更要限制脂肪的摄入量。

（忌）过量的蛋白质可使肾小球的血流量和压力增加，因此肾病患者要严格控制蛋白质的摄入量。

食物推荐

核桃

推荐理由：核桃有"长寿果"之称，有固牙齿、益肾精的功效，适量食用，可补肾阴、升阳气，缓解肾阴虚引起的腰膝酸软、阳痿早泄、失眠健忘。

健脾养胃

脾胃是人的后天之本、气血生化之源，对身体健康意义重大。现代人生活节奏快、工作压力大，再加上饮食不规律、应酬多、运动少等多种因素，容易患上脾胃疾病。日常生活中，我们要注意养成良好的饮食习惯，多吃补脾养胃的食物，保养脾胃。

饮食原则

饮食要有规律，三餐定时、定量，不暴饮暴食；素食为主，荤素搭配；多吃蔬菜和水果；少吃生冷、有刺激性和难以消化的食物。

饮食宜忌

宜 黄色食物最能补脾，平时宜多吃南瓜、黄豆、土豆、山药、玉米等黄色食物。

宜 莲子、甘薯、粳米、香菇、蜂蜜、栗子、兔肉、猪肚等食物有健脾养胃的作用，平时也宜多吃。

忌 吃饭速度过快，以及吃"汤泡饭"，食物得不到充分的咀嚼便进入消化系统，不但不利于胃肠道对食物的消化吸收，还影响脾胃的功能，因此平时吃饭要细嚼慢咽，汤、饭要分开吃。

忌 肥肉、甲鱼、狗肉、奶油、甜点等味厚滋腻的食物容易阻碍脾气运化，平时不宜多吃。

忌 大量饮用酸味果汁会扰乱消化道功能，伤及胃肠，因此空腹时不宜饮用柠檬水等酸味果汁。

忌 油炸食品、辛辣食物、冷饮等不好消化，且对脾胃可造成刺激，平时不宜多吃，尤其不宜在空腹的时候吃冷饮，以免导致腹痛、腹泻等不适。

食物推荐

山药

推荐理由：山药含有淀粉酶、多酚氧化酶等物质，有利于保护脾胃消化吸收功能，是一味平补脾胃的药食两用之品，对脾胃虚弱、食少体倦、泄泻等有辅助治疗作用，非常适合脾阳亏虚或胃阴虚者食用。

养生佳肴推荐

山药牛肉粥——让脾胃暖起来

材料：大米 150 克，山药、牛肉各 50 克，姜丝、香菜各适量。

调料：盐 1 小匙。

做法：

1.大米清洗干净，泡水 1 小时；山药去皮切丁；牛肉切片。

2.锅内放入大米和水，用大火煮开后，加入山药丁，改小火慢煮至稠，加入牛肉片一起煮至熟烂，加盐调味，撒上姜丝、香菜即成。

鲈鱼

推荐理由：《本草经疏》中记载："鲈鱼，味甘淡气平，与脾胃相宜。脾胃有病，则五脏无所滋养，脾虚则水气泛滥。益脾胃则诸证自除。"脾胃虚弱的人适量吃鲈鱼，能补充营养，健脾益胃。

养生佳肴推荐

红枣鲈鱼汤——滋补脾胃，增强体质

材料：鲈鱼 500 克，红枣（干品）20 克，柠檬 3 片，姜 2 片。

调料：盐适量。

做法：

1.鲈鱼清洗干净，去鳞、鳃、内脏，切块备用。红枣浸水泡软，去核。

2.汤锅内倒入适量水，加入红枣、姜片、柠檬片，以大火煲至水沸，放入鲈鱼块，改中火继续煲 30 分钟至鲈鱼熟透，加盐调味即成。

南瓜

推荐理由：南瓜性温，味甘，入脾、胃经，具有补中益气、消炎杀菌、止痛等功效。南瓜所含的丰富果胶可"吸附"细菌和有毒物质，包括重金属，起到排毒作用。同时，果胶可保护胃黏膜免受刺激，可减少溃疡病的发生。

益智健脑

大脑主管着人体全身的感觉、运动和各种生理活动，而世界卫生组织评价人体衰老的标准首先是脑衰老，保持脑功能强健和思维的敏捷就相当于延缓了衰老的进程。因此，在日常养生中，我们要益智健脑，预防和延缓脑功能衰退。

饮食原则

多吃益智健脑的食物；保证碳水化合物、蛋白质的适量供应，适量摄入"脑黄金"DHA，多吃富含维生素 C、维生素 E 等强抗氧化剂的蔬菜、水果；及时补充充足的水分。

饮食宜忌

宜 碳水化合物是大脑活动的能量来源，平日饮食应以大米、面粉、玉米、小米等作为主食，同时保证摄取量充足。

宜 优质蛋白质有助于增强大脑功能及促进脑细胞代谢，因此平时宜适量吃鱼、蛋、瘦肉、牛奶等富含优质蛋白质的食物。

宜 豆油、芝麻油、花生油等植物油含有大量的不饱和脂肪酸，深海鱼、豆类、奶类及核桃、榛子、松子、花生等食物富含 DHA，平时适量食用，对增强记忆力、改善大脑功能有益。

宜 薄荷、荷叶、茉莉花、薰衣草等具有提神醒脑的作用，适量食用能帮助消除大脑疲劳。

忌 炸薯片、汉堡、方便面等快餐食物易产生过氧化脂质，使体内产生自由基，引起大脑功能衰退，因此这类食品不宜多吃。

忌 肥肉、咸肉、甜点、可乐等高脂肪、高盐分、高糖分的食物会通过促进对胰岛素的抵抗而影响大脑的功能，使记忆力衰减，所以平时要少吃这类食物。

食物推荐

核桃

推荐理由：核桃仁含有较多的蛋白质及不饱和脂肪酸，这些成分皆为大脑组织细胞代谢所需的重要物质，能健脑益智。因此，平时可适量食用核桃，以滋养大脑，延缓脑衰老。

养生佳肴推荐

芹菜拌核桃——提高记忆力

材料：芹菜 150 克，核桃 6 个，盐、香油各适量。

做法：

1.芹菜摘去老叶，洗净，切段，入沸水锅中余烫 1 分钟，捞起过凉；核桃剥壳，取仁。

2.冷锅冷油放入核桃仁，小火慢慢炸至金黄色，捞出沥油，然后盛入盘中，加芹菜段、盐、香油拌匀即成。

金针菇

推荐理由：金针菇有"益智菇"的美誉，它含有较齐全的人体必需氨基酸，其中赖氨酸和精氨酸含量尤其丰富，且含锌量比较高，对智力发育，尤其是对儿童的身高和智力发育有良好的促进作用。除此之外，常吃金针菇，还可以增强免疫力、提高新陈代谢水平。

养生佳肴推荐

醋拌金针菇——健脑益智，增强免疫力

材料：金针菇 100 克，鲜香菇 2 朵，胡萝卜 30 克。

调料：黑醋 3 大匙，盐、黑胡椒粉各少许，香油、酱油、糖各 1 小匙。

做法：

将金针菇去除蒂头；鲜香菇去除蒂头，切片；胡萝卜切丝。将以上材料一起入沸水中余烫，捞起放凉备用。将所有调料拌匀至糖完全溶解，即成酱汁。将所有材料放入碗中，加入做法 2 的酱汁拌匀即可食用。

鱼

推荐理由：在鱼头中含有十分丰富的卵磷脂，可增强人的记忆、思维和分析能力，并能延缓脑细胞的退化，延缓衰老。鱼肉还是优质蛋白质和钙质的极佳来源，特别是含有大量的不饱和脂肪酸，对维护大脑和眼睛健康尤为重要。

209

润肠通便

粪便中含有很多细菌，如果在肠道内停留的时间过长，在细菌的作用下会产生大量的毒素，这些毒素被人体吸收后，会降低人体免疫力，导致皮肤粗糙、痤疮、腹胀腹痛、口臭、肥胖等问题，严重的甚至还会诱发肛肠疾病。因此，我们平时宜注意保养肠道，保持大便通畅。

饮食原则

饮食以高纤维、高水分为原则，多吃润肠通便的食物，以促进肠胃蠕动；饮食宜清淡、易消化；多吃蔬菜和水果。

饮食宜忌

宜 糙米、绿豆、薯类、玉米、燕麦片等杂粮粗糙多渣，能促进肠胃蠕动，便秘者宜多吃。

宜 芹菜、黑木耳、油菜、菠菜、茭白、竹笋、芹菜、白萝卜、香蕉、苹果等食物富含膳食纤维，平时也宜多吃。

宜 充足的水分摄入能使大便变软，从而有利于大便的排出，因此平时宜注意补充水分。

忌 碳酸饮料热量高、糖分高，可影响人体对其他营养物质的吸收，因此平时不宜用碳酸饮料代替水饮用，也不宜多喝。

忌 高胆固醇、高油脂等不易消化的食物可加重肠胃负担，引起便秘；辛辣刺激性食物可耗损体内阴津，导致肠燥便秘。因此，肥肉、咸肉、甜点、奶油、辣椒、大料、香叶、小茴香等油腻、辛辣食物不宜多吃。

食物推荐

黑木耳

推荐理由：黑木耳是肠道的"清道夫"，其含有的胶质可吸附残留在胃肠道的灰尘、杂质，通过粪便排出体外，从而起到清胃涤肠、预防和缓解便秘的作用。

养生佳肴推荐

双耳拌黄瓜——润肠通便，瘦身排毒

材料：银耳、黑木耳各 15 克，黄瓜 100 克，葱丝、姜丝各适量。

调料：盐、味精各少许，香油适量。

做法：

1. 将银耳、黑木耳泡软，黄瓜洗净切片，共入沸水中汆烫至熟，捞出沥干，装盘。

2. 将姜丝、葱丝、香油、盐、味精一起拌匀，浇在银耳、黑木耳和黄瓜上，拌匀即成。

玉米

推荐理由：玉米中的维生素 B_6、烟酸等成分具有刺激胃肠蠕动、加速粪便排泄的特性，可预防便秘、肠炎、肠癌等。

养生佳肴推荐

玉米木瓜排骨汤——合理搭配也能保养肠胃

材料：鲜玉米 2 根，木瓜 1 个，排骨 250 克，姜片适量，盐适量。

做法：

1. 将玉米和木瓜用清水洗净，切块；排骨洗净，切块，冷水下锅，大火煮净血水，捞出冲洗干净。

2. 锅置火上，将玉米块、排骨块、姜片放入锅内，然后加适量清水，大火烧开，然后改用小火炖 1 小时。

3. 放入木瓜块，用小火煮至木瓜熟，最后加盐调味即成。

油菜

推荐理由：油菜中含有大量的植物纤维素，能促进肠道蠕动，增加粪便的体积，缩短粪便在肠道停留的时间，从而起到缓解和改善便秘、预防肠道肿瘤的作用。

舌尖上的药膳，你吃对了吗

211

减肥瘦身

　　肥胖不仅影响形体美，而且是导致高血压、糖尿病等多种疾病的"元凶"。而饮食结构不合理，高热量、高脂肪、高糖饮食等，是引起肥胖的重要因素。我们应合理饮食，限制热量的摄入，多吃具有减肥作用的食物，以保持正常体重，维护身体健康。

饮食原则

　　脂肪型肥胖：多吃富含膳食纤维的绿叶蔬菜和新鲜水果；多补充水分，保持大便通畅；适量补充蛋白质和碳水化合物；忌吃高油、高盐、高糖、高胆固醇食物。

　　水肿型肥胖：控制饮水；多吃冬瓜、红豆、黄瓜、豆芽等具有利水消肿作用的食物；忌吃高盐食物。

　　肌肉型肥胖：适量补充蛋白质，少吃高蛋白食物；多补充水分；多吃蔬菜和水果。

食物推荐

燕麦

　　推荐理由：燕麦富含膳食纤维，容易使人产生饱腹感，能帮助人体控制热量的摄入。另外，燕麦具有润肠通便的作用，对便秘引起的"游泳圈"有改善作用。

养生佳肴推荐

燕麦南瓜粥——益气养胃，纤体瘦身

材料：燕麦、大米各 100 克，南瓜 80 克。

做法：

1.南瓜去皮，洗净，切块；燕麦用清水泡软。

2. 大米淘洗干净，与燕麦一起放入锅中，加入适量水，大火煮沸后转小火，加入南瓜块煮至粥熟即成。

黄瓜

推荐理由：黄瓜中所含的丙醇二酸可抑制糖类物质转变为脂肪，而且黄瓜热量低，非常适合肥胖者食用。此外，黄瓜中的膳食纤维对促进人体肠道内腐败物质的排出有一定作用，能清肠排毒。

养生佳肴推荐

黄瓜芦荟粥——瘦身纤体，美容养颜

材料：芦荟 15 克，黄瓜 50 克，大米 100 克。

做法：

1. 将芦荟洗净，切小块；黄瓜去皮、瓤，切小块；大米淘洗干净。

2. 将大米放入锅中，加入适量水，大火煮沸后转小火熬至粥将熟，放入芦荟、黄瓜煮片刻即成。

莲藕

推荐理由：莲藕的粗纤维很容易让人产生饱腹感，从而达到减少食量、控制热量摄入的目的。同时，莲藕的脂肪含量少，不容易使人肥胖，是非常好的减肥食物。

养生佳肴推荐

莲藕排骨汤——吃肉也不胖

材料：莲藕 200 克，猪排骨 400 克，鸡蛋液、姜片、葱段、香菜叶各适量。

调料：盐、料酒、味精各适量。

做法：

1. 排骨洗净切块，下少许盐、鸡蛋液腌好；莲藕去皮，洗净，切块。

2. 锅内加水烧开，放入腌过的排骨稍煮片刻，捞起备用。

3. 将排骨、莲藕、姜片放入炖盅内，加入清水、料酒炖 2 小时，调入盐、味精，撒入葱段、香菜叶即成。

生发乌发

头发干枯、毛糙，没有光泽，发尾还容易分叉；少白头；头发一把把地掉……头发问题不仅会影响到女性的魅力，还间接反映了身体健康问题——肠胃无法有效消化所吃下的食物，营养失调，难以到达头部颐养头发。因此，乌发亮发应内调外养，才能事半功倍。

饮食原则

饮食以调理脾胃、滋养肝血为原则；多吃猪肝、牛肝、肉类、蛋类、西红柿、黑芝麻等富含B族维生素的食物；多吃富含维生素E、维生素C的豆类、蔬菜、瓜果和杂粮。

食物推荐

黑芝麻

推荐理由：中医认为，肝旺血燥、血热热盛使毛根失其濡养而出现头发早白，而黑芝麻有补肝肾、润五脏的作用，常吃能平肝抑阳，濡养头发而使头发乌黑。

核桃仁

推荐理由：古书记载，核桃仁"通经脉，黑须发"。核桃仁富含B族维生素、维生素C、胡萝卜素、不饱和脂肪酸等多种营养物质，适量食用，可使头发乌黑、皮肤细腻。

制何首乌

推荐理由：中医认为，制何首乌具有补肾益精、乌黑须发、光泽皮肤的功效。在医生的指导下适量服用制何首乌，可补肝肾、益精血、涩精止遗，使头发乌黑，皮肤光泽美润。

荠菜

推荐理由：荠菜具有清热解毒、凉血止血等功效，适量食用对预防血热引起的头发早白有益。